혈당이
쑥 내려가는
7초
스쿼트

1주일에 단 2번, 하루 3분 당뇨 잡는 기적의 운동법!

혈당이 쑥 내려가는 7초 스쿼트

우사미 게이지 지음 | 김민정 옮김

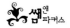쌤앤파커스

"

당뇨병을 치료 중인 사람,
혈당치가 높아 걱정인 사람,
절대로 당뇨병에 걸리고 싶지 않은 사람
모두 지금 바로 '7초 스쿼트'를 시작하자!

"

프롤로그

원래 소화기내과 의사였던 나는 후쿠시마 적십자 병원의 일반 병동으로 옮긴 후부터 당뇨병 치료에 집중하게 되었다. 그곳은 당시 후쿠시마에서 인슐린 치료를 가장 잘하는 병원이었다. 환자 중에 당뇨병을 앓고 있는 사람들이 워낙 많다 보니 나에게도 자연스럽게 진료를 할 기회가 생겼다.

나는 그곳에서 당뇨병 치료를 위한 식이 요법과 운동 요법을 처음부터 다시 공부하기 시작했다. 운동 요법으로는 유산소 운동이 효과적이라는 이야기를 들었던 터라, 일단 걷기 운동부터 처방했다. 환자들에게 매일 5,000보를 걷게 했는데, 아무런 효과가 나타나지 않았다. 아니, 효과가 나타나기는커녕 걷기 운동을 지도하고 며칠이 지나자 "선생님, 많이 걸으니까 다리가 아파요."라는 소리만 들려왔다. 걷기 운동을 대체할 만한 운동 요법으로 무엇이 좋을지 해외논문을 조사한 결과 당뇨병 치료를 위해 근력 트레이닝을 한다는 사실을 알게 되었다.

그 즉시 병원장님의 허가를 받아 6인실 병실 하나를 근력 트레이닝실로 만들었다. 걷기 운동을 대체할 만한 것으로 무엇이 좋을지 고민한 끝에 시작한 것이 바로 스쿼트였는데, 이때가 1994년이었다.

그때 당시 학회에서 당뇨병을 위한 운동 요법으로 스쿼트를 발표했다가 적잖은 비난을 받았었던 기억이 있다. 당뇨병학회가 근력 트레이닝을 운동 요법으로 인정한 것은 2004년의 일이다. 고령자의 근육 감소가 사회적으로 문제가 되기 시작할 무렵이다.

오래 걷지 않아도 되고 매일 하지 않아도 된다는 말에 끌린 환자들이 하나, 둘 스쿼트를 하기 시작했다. 참가자가 조금씩 늘어나게 된 것은 역시 운동 효과 덕분이었다. 스쿼트를 했더니 혈당치가 내려가면서 안정된다는 것이 실적으로 증명된 것이다. 또한 환자들의 협조로 데이터가 모이면서 스쿼트의 내용도 점점 업그레이드되었다.

보다 높은 효과를 얻으려면 어떤 동작이 좋을지, 무엇보다도 고령자들도 안전하게 계속하려면 어떤 자세, 어떤 동작을 더해야 좋을지 연구하게 되었다. 그러한 노력의 완성이 바로 이 책에서 소개하는 '7초 스쿼트'다.

병실을 빌려 시작한 운동 요법을 이제는 우리 병원의 운동 교실에서 환자들이 자율적으로 실천하고 있다. 참가자는 30~80대의 당뇨병 환자와 예비군이다. 그중에는 건강 유지나 대사 증후군 예방을 위해 다니는 사람도 있다.

7초 스쿼트가 습관이 되면, 혈당치를 낮추는 약을 먹거나 가혹하게 식단을 조절하지 않아도 혈당치를 안정시킬 수 있다. 뿐만 아니라 근육을 단련시킴으로써 비만 해소나 고령으로 인한 사르코페니아(노화로 인한 근육 소실), 로코모티브 신드롬(운동 기능 저하 증후군)을 예방하는 데도 도움을 준다.

건강을 위해 여러분도 꼭 7초 스쿼트를 시작하기 바란다.

우사미 게이지

1장 고혈당을 순식간에 개선하는 7초 스쿼트

2장 근육을 단련시키면 당뇨병 따위 두렵지 않다!

3장 실제 경험자도 놀란 7초 스쿼트의 효과!

4장 오래 살고 싶다면 다이어트보다 근육 트레이닝을 하자!

일본의 당뇨병 환자는 예비군을 포함해 약 2,000만 명에 달한다. 뿐만 아니라 그 수가 해마다 늘어나는 추세다. 일본 후생 노동성의 조사에 따르면 2017년 기준 당뇨병 통원 환자 수는 약 329만 명에 달한다고 한다(한국의 경우 2018년 대한당뇨병학회의 조사에 따르면 당뇨병 환자가 이미 500만 명을 넘어섰으며 30세 이상 예비 당뇨 인구까지 포함하면 1,300만 명가량 될 것이라고 한다 - 옮긴이).

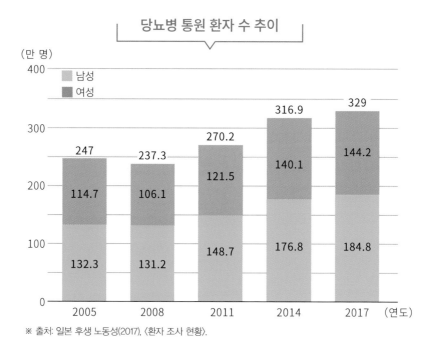

당뇨병 통원 환자 수 추이

※ 출처: 일본 후생 노동성(2017), 〈환자 조사 현황〉.

당뇨병은 증상이 소리 없이 진행되어 무서운 병이다. 예비군 단계에서는 자각 증상이 거의 없기 때문이다. 그러다가 목이 자주 마르고, 화장실을 자주 찾게 되고, 몸이 나른해지며, 잘 먹는데도 야위는 등의 증상이 나타나는데, 그땐 이미 중증에 이르렀다고 볼 수 있다.

이 상태를 방치하면 결국 혈관이 심각하게 손상되어 신경과 눈, 신장 등에 합병증을 유발할 수 있다.

당뇨병을 간단히 설명하면 혈액 속의 포도당이 비정상적으로 늘어난 상태를 말한다. 당뇨병은 주로 인슐린이라고 하는 호르몬의 기능이 떨어져 몸의 모든 조직 세포가 포도당을 흡수할 수 없어서 생긴다. 그런데 당뇨병 환자의 약 95%를 차지하는 2형 당뇨병 환자와 건강한 사람의 신체 부위별 포도당 흡수율을 조사했더니 놀라운 결과가 나왔다. 그것은 바로 당뇨병으로 인해 포도당 흡수율이 떨어지는 부위가 대부분 근육이라는 사실이었다.

건강한 사람과 비교하면 당뇨병 환자의 근육 세포의 포도당 흡수율은 절반 이하였다. 한마디로 근육이 포도당을 흡수할 수 없어서 혈액 속에 포도당이 넘쳐나게 된 것이다. 그 원인은 근육을 움직일 기회가 적거나, 나이가 들거나, 운동 부족 등의 이유로 근육량이 줄어들었기 때문이다.

당의 흡수가 근육의 문제라면 이를 단련시키면 혈당치를 안정시킬 수 있지 않을까? 그러한 가정하에 고안해낸 것이 바로 이 책에서 소개하는 '7초 스쿼트'다.

7초 스쿼트는 고령자나 비만인 사람, 운동에 소질이 없는 사람도 안전하게 할 수 있는 운동이다. 근육을 단련시키는 운동이지만 목적은 혈당치를 조절하는 것이다. 따라서 근육질의 몸을 만들 필요가 없으며, 근육을 효율적으로 사용해 근육량이 줄어들지 않을

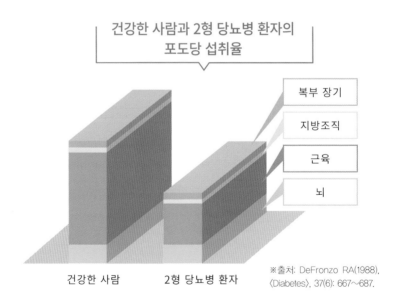

건강한 사람과 2형 당뇨병 환자의
포도당 섭취율

복부 장기

지방조직

근육

뇌

건강한 사람　　　2형 당뇨병 환자

※출처: DeFronzo RA(1988),
〈Diabetes〉, 37(6): 667~687.

정도면 충분하다.

더욱이 '7초 스쿼트'는 즉시 효과를 기대할 수 있는 운동이다. 왜냐하면 운동 후 1시간 동안은 인슐린이 분비되지 않아도 근육이 포도당을 흡수하기 때문이다. 인슐린 분비량이 줄거나 기능이 떨어져도 근육의 영향으로 혈당치를 낮출 수 있다는 뜻이다.

자, 이제 '7초 스쿼트'에 대해 알아보자!

기본
'7초 스쿼트'

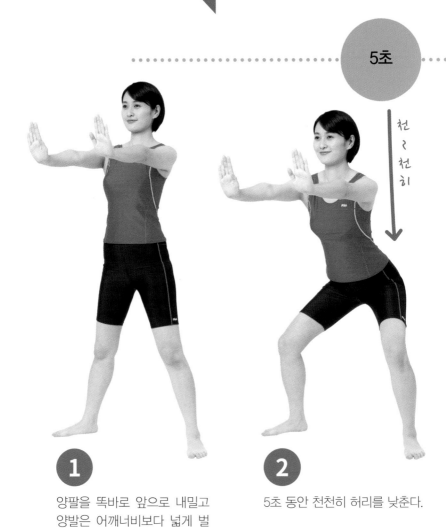

5초

천
~
천
히

① 1
양팔을 똑바로 앞으로 내밀고
양발은 어깨너비보다 넓게 벌
린 채 선다.
※동작이 어려운 경우에는 양발을 조
금 더 넓게 벌린다.

② 2
5초 동안 천천히 허리를 낮춘다.

주 2회, 한 번에 3세트

※ 1~4의 동작을 10회 반복하면 1세트이며, 30초~1분가량 쉬었다가 다음
세트로 넘어간다.

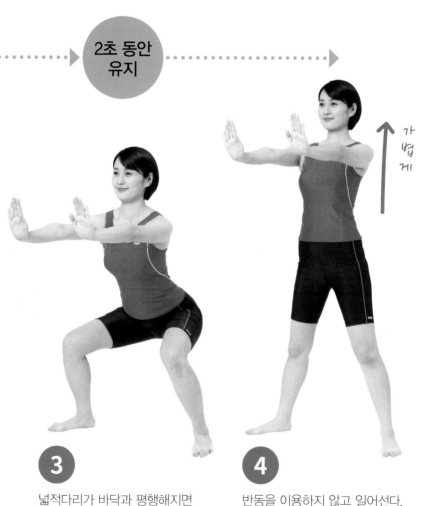

2초 동안
유지

가
볍
게

3 넓적다리가 바닥과 평행해지면
멈추고 2초 동안 유지한다.

4 반동을 이용하지 않고 일어선다.

※자세한 내용은 40페이지

하체 근력이 부족한 사람을 위한 '7초 스쿼트'

5초

천
천
히

①

양팔을 앞으로 내밀고 의자의 등받이(혹은 손잡이)를 붙잡고 양발을 어깨너비보다 넓게 벌린 채 선다.

※동작이 어려운 경우에는 양발을 조금 더 넓게 벌린다.

②

5초 동안 천천히 허리를 낮춘다.

주 2회, 한 번에 3세트

※ ①~④의 동작을 10회 반복하면 1세트이며, 30초~1분가량 쉬었다가
 다음 세트로 넘어간다.

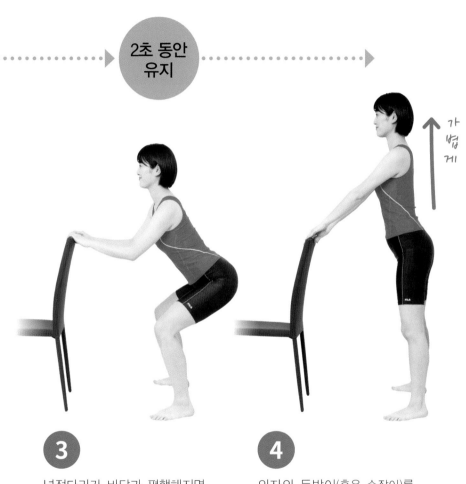

2초 동안
유지

가
볍
게

3
넓적다리가 바닥과 평행해지면
멈추고 2초 동안 유지한다.

※스쿼트를 할 때 뒤에 다
른 의자를 준비하고, 허리
를 낮춰서 2초 유지한 다
음에는 잠깐 의자에 앉았
다가 일어서도 괜찮다.

4
의자의 등받이(혹은 손잡이)를
붙잡고 일어선다.

※자세한 내용은 44페이지

21

'7초 스쿼트'의 효과는 직접 실천을 해본 사람들에 의해 이미 증명되었다. 약 85%에 해당하는 사람들이 고혈당을 개선하는 데 성공했는데, 다음 페이지를 보면 그 결과를 알 수 있다. 이 표에서 나타내는 수치는 당뇨병을 판정하는 지표 중 하나인 당화혈색소(헤모글로빈A1c) 수치이다. 이 수치는 최근 1~2개월 동안의 혈당치 상태를 나타내는 지표로 6.5% 이상이면 당뇨병형^型이라고 진단한다. '7초 스쿼트'를 실천한 사람은 1~6개월 만에 혈당치가 표준치에서 안정되는 결과를 보였다.

당화혈색소 수치가 내려갔다! '7초 스쿼트'

	7초 스쿼트 전	7초 스쿼트 후	
53세, 여성 S	10.7%	3개월 후	6.3%
39세, 남성 A	11.1%	5개월 후	5.4%
73세, 여성 Y	7.9%	3개월 후	6.4%
70세, 여성 D	6.9%	2개월 후	6.1%
63세, 남성 E	7.2%	2개월 후	5.8%
83세, 남성 O	9.5%	6개월 후	6.4%
70세, 여성 S	7.4%	1개월 후	6.7%

※출처 : 우사미 내과 조사

※'7초 스쿼트' 체험담은 93페이지 참조 ▶▶▶

고혈당을
순식간에 개선하는
7초 스쿼트

운동 후 1시간 동안은 인슐린을 쓰지 않고도 당을 흡수한다

혈당치란 혈액 속에 있는 포도당의 농도를 말한다. 포도당이 필요 이상으로 많아 혈당치가 높아지면 고혈당, 고갈되어 혈당치가 낮아지면 저혈당 상태가 된다. 양쪽 모두 우리 몸에는 좋지 않은 영향을 준다.

누구나 식사를 하고 나면 혈당치가 높아진다. 우리의 주식인 밥이나 빵, 면과 같은 탄수화물에 들어있는 당질이 뱃속에서 포도당으로 분해되어 혈액 속으로 흘러 들어가기 때문이다. 단, 건강한 사람은 필요 이상의 포도당이 내장, 근육, 뇌, 지방과 같은 세포에 에너지 공급원으로 흡수되기 때문에 식사를 마치고 어느 정도 시간이 지나면 혈당치가 정상 농도까지 내려온다. 이때 중요한 기능을 하는 것이 바로 '인슐린'이다.

혈액 속에 포도당이 흘러 들어가면 췌장에서 분비되는 호르몬, 인슐린이 각 세포가 포도당을 흡수할 수 있도록 문을 열어 준다. 인슐린은 각 세포의 투입구를 여는 열쇠와 같은 것이다. 인슐린이 정상적으로 기능하면 고혈당이 지속되는 일은 생기지 않는다. 하지만 인슐린이 정상적으로 기능하지 못할 때가 있는데, 다음 두 가지 이유 때문이다. 첫째, 인슐린 자체가 분비되지 않거나 분비량이 적은 것(인슐린 분비 저하)이다. 둘째, 인슐린은 분비되지만,

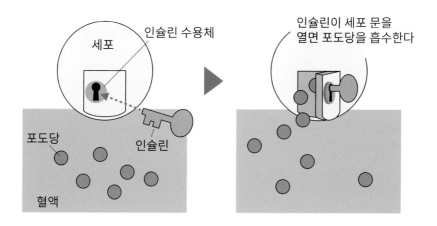

혈중 포도당이 세포로 흡수되는 원리

세포

인슐린 수용체

인슐린이 세포 문을
열면 포도당을 흡수한다

포도당

인슐린

혈액

세포 문을 열 수 없는 것(인슐린 저항성)이다.

　인슐린이 분비되지 않는 경우가 1형 당뇨병, 인슐린의 분비량
이 적어지거나 인슐린이 분비는 되지만 세포 문을 열 수 없는 경
우가 2형 당뇨병이다. 일본인의 경우, 약 95%가 2형 당뇨병으로
알려져 있다(한국도 이와 마찬가지로, 당뇨병 환자의 대부분이 2형 당
뇨병이다 - 옮긴이).

　인슐린의 기능이 떨어지면 포도당이 세포로 흡수되지 않고 혈
당치도 내려가지 않는다. 또한 인슐린이 없으면 포도당을 소비할
수도 없다. 그런데 운동 후의 에너지 소비를 조사하면서 새로운
사실을 알게 되었다. 근육 세포는 인슐린이 없어도 포도당을 흡수

할 수 있다는 것이다.

운동 후 1시간이라는 한정된 시간이기는 하지만, 그 시간 동안은 인슐린 없이도 세포 문이 계속 열려 있었다. 인슐린이 분비되지 않아도, 그 기능이 떨어져도 근육 세포가 포도당을 흡수한다는 뜻이다. 이것이 7초 스쿼트를 했을 때 고혈당이 순식간에 개선되는 이유 중 하나다.

혈당치를 낮추려면 근육 안에 있는 에너지를 소진해야 한다

세포 문이 열려 있어도 근육이 포도당을 필요로 하지 않을 때는 포도당을 흡수할 수가 없다. 포도당을 흡수하기 위한 조건은 근육 안에 축적된 에너지 공급원이 부족해져야 한다는 것이다. 따라서 근육의 연료 창고가 비어 있으면 비어 있을수록 포도당을 대량으로 흡수할 수 있다.

연료 창고를 깨끗하게 비우는 방법이 바로 '7초 스쿼트'다.

근육을 움직일 수 있게 만드는 연료는 글리코겐이다. 글리코겐은 포도당을 세포 안에 저장하기 위한 용도로 쓰이며, 축적할 수 있는 장소는 간과 근육이다. 간에 있는 글리코겐은 '간肝 글리코겐', 근육 안에 있는 글리코겐은 '근筋 글리코겐'이라고도 부른다.

간 글리코겐은 혈액 속의 포도당이 부족할 때 쓰이며, 근 글리코겐은 근육을 움직일 때 쓰인다. 즉 근육의 연료 창고를 비우기 위한 유일한 방법이 운동이라는 뜻이다. 운동에는 산소를 필요로 하는 유산소 운동과 산소가 필요 없는 무산소 운동이 있다. 유산소 운동은 걷기, 에어로빅처럼 오랫동안 힘을 쓰는 운동으로 주로 '지근섬유'(수축이 느린 골격근의 근섬유로, 수축 속도에 따라 구분하는 세 가지 근섬유 중 하나 – 옮긴이)라고 불리는 뛰어난 지구력을 지닌 근육을 사용한다.

무산소 운동은 웨이트 트레이닝과 같이 순간적으로 힘을 쓰는 운동으로, 주로 '속근섬유'(수축이 빠른 골격근의 근섬유 – 옮긴이)라고 불리는 순발력이 뛰어난 근육을 사용한다.

이 두 가지 중에 과연 어느 쪽이 효율적으로 근육의 연료 창고를 비울 수 있을까?

결론부터 말하자면 무산소 운동이다. 우리 몸은 운동의 강도에 맞춰 에너지 공급원을 나눠서 사용한다. 에너지 공급원이 되는 것은 근 글리코겐과 혈액 속의 포도당, 그리고 몸속에 축적되어 있던 지방이다.

무산소 운동처럼 긴 시간 지속하기 힘든 운동일수록 근 글리코겐을 에너지 공급원으로 쓰는 비율이 높아진다. 반대로 유산소 운동처럼 긴 시간 지속하기 쉬운 운동일수록 체지방을 에너지 공급원으로 쓰는 비율이 높아진다. 무산소 운동이 근 글리코겐을 더 많이 쓰기 때문에 대부분의 근 글리코겐은 '속근'에 축적되어 있다. 즉, 근육의 연료 창고를 빨리 비우려면 무산소 운동을 하는 것이 효율적이라는 뜻이다.

참고로 유산소 운동이 다이어트에 적합한 이유는 운동 시간이 길어질수록 체지방이 연료로 쓰이기 때문이다. 지방이 활발하게 타기 시작하는 것은 운동을 시작하고 20분이 지나서부터다.

혈당치를 낮추려면 힘든 운동을 해야 한다. 하지만 이렇게 말하면 아무도 운동을 하고 싶지 않을 것이다. 근력 트레이닝이라고 하면 보통 바벨이나 덤벨을 들고 힘겹게 운동하는 모습을 떠올린다. 하지만 그런 운동의 목적은 근육을 강하고 두껍게 만드는 것이다. 우리의 목적은 어디까지나 근 글리코겐을 소진하는 것으로, 힘겹게 운동할 필요는 없다.

근육의 연료 창고만 깨끗하게 비우면 인슐린을 쓰지 않고도 포도당을 쑥쑥 흡수할 수 있다. 이것이 바로 7초 스쿼트의 메커니즘이다.

7초 스쿼트가 혈중 포도당을 흡수하는 원리

식사 후

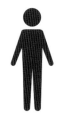

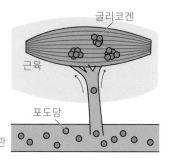

혈액 속으로 흘러 들어간 포도당은 인슐린의 작용으로 근육 세포에 흡수된 뒤 글리코겐으로 모양을 바꿔 축적된다.

7초 스쿼트 운동 중

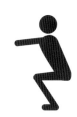

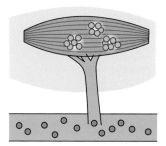

근육 안에 축적된 글리코겐은 운동할 때 에너지 공급원으로 쓰인다.

휴식 중

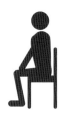

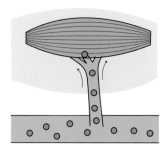

글리코겐이 소진되었기 때문에 근육은 인슐린의 힘을 빌리지 않고 혈액 속의 포도당을 흡수한다.

에너지를 효율적으로 소비하려면 작은 근육보다 큰 근육을 단련해야 한다

　7초 스쿼트는 근 글리코겐을 효율적으로 소진하기 위해 큰 근육을 집중적으로 단련한다. 큰 근육을 쓰기 위해서는 그만큼 많은 에너지가 필요하기 때문이다. 크고 무거운 것을 움직일 때와 작고 가벼운 것을 움직일 때를 비교해보면 누구나 힘을 쓰는 방법이 다르다는 것을 깨달을 수 있을 것이다. 7초 스쿼트도 바로 이런 원리를 이용한 운동이다. 뿐만 아니라 큰 근육의 경우 근 글리코겐을 충분히 축적하고 있는 속근의 비율이 높으므로, 근육의 연료 창고를 효율적으로 비울 수 있다. 또한 우리가 몸을 움직일 때 한 가지 근육만 쓰지 않기 때문에 큰 근육을 단련시키면 이와 연결된 작은 근육도 사용하게 된다.

　근 글리코겐을 효율적으로 소비하려면 작은 근육보다는 큰 근육을 써야 한다. 우리 몸을 만드는 근육을 체적이 큰 순서대로 나열해보면 다음과 같다.

1위 대퇴 사두근(넓적다리 앞쪽에 있는 근육)

2위 대전근(엉덩이 근육)

3위 햄스트링(넓적다리 뒤쪽 근육)

4위 삼각근(어깨 근육)

5위 대흉근(가슴 근육)

이 순위를 보면 알 수 있듯이 상위 3위까지가 하체 근육이다. 우리 몸에 있는 근육의 약 70%가 집중된 곳은 넓적다리, 엉덩이, 장딴지(종아리) 등의 하체이다. 5위 안에 들지는 않지만, 장딴지의 하퇴 삼두근(종아리에 있는 근육으로, 발꿈치뼈로 연결되며 장딴지를 구성하는 가장 큰 근육 - 옮긴이)이라는 근육도 부피가 큰 근육 중 하나다. 이런 하체를 모두 사용하는 운동이 바로 7초 스쿼트다.

스쿼트는 여러 하체 근육을 한 번에 쓰는 운동이기에 근 글리코겐을 효율적으로 소비할 수 있다.

뒷부분에서 7초 스쿼트를 하는 방법과 함께 선택 사항으로 큰 근육 중 하나인 가슴과 어깨를 사용하는 7초 푸시업도 설명할 것이다. 스쿼트와 병행하면 혈당치를 더욱 효과적으로 낮출 수 있다.

근 글리코겐을 보다 효율적으로
사용하는 큰 근육

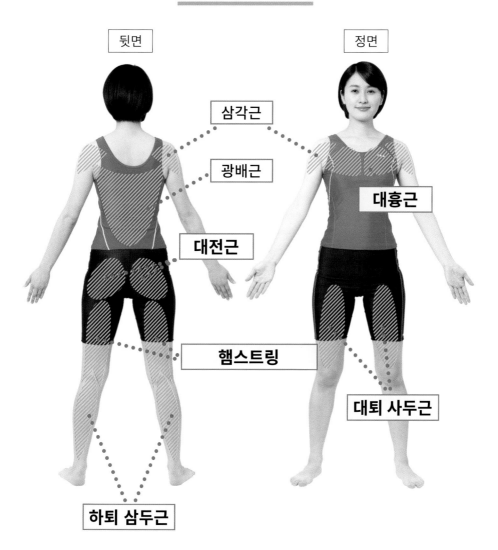

뒷면

정면

삼각근

광배근

대흉근

대전근

햄스트링

대퇴 사두근

하퇴 삼두근

에너지를 효율적으로 소비하려면 근육을 수축시키는 운동보다는 이완시키는 운동을 하자

7초 스쿼트가 근 글리코겐을 효율적으로 소진하는 이유는 한 가지가 더 있다. 바로 스쿼트가 근육을 이완시키는 동작을 중심으로 이루어진 운동이라는 점이다.

근육의 움직임에는 근육을 수축시키는 '단축성 수축'과 근육을 이완시키는 '신장성 수축'이 있다. 근육 트레이닝에서 쓰이는 전문 용어로 단축성은 '콘센트릭concentric', 신장성은 '에센트릭eccentric' 이라고 한다.

단축성 수축과 신장성 수축의 차이점은 팔꿈치를 굽혔다가 펴 보면 쉽게 알 수 있다. 팔에 힘을 약간 주면서 팔꿈치를 굽히면 알 통이 생긴다. 이때 상완에 있는 상완 이두근이라고 하는 근육이 수축하면서 근력을 발휘하게 되는데, 이것이 바로 단축성 수축이 다. 그런 다음 팔꿈치를 펴주면 알통은 평평해진다. 이때 상완 이 두근은 이완되면서 근력을 발휘하게 되는데, 이것이 바로 신장성 수축이다.

이 두 가지 움직임 중에 어느 쪽이 더 근육에 부담을 줄까? 덤 벨을 가지고 있다면 덤벨을 들고, 덤벨이 없다면 물이 들어있는

페트병을 들고 같은 동작을 해보라. 팔꿈치를 폈을 때 근육에 힘이 더 들어간다는 것을 느낄 수 있다.

근육은 수축시키는 동작보다 이완시키는 동작을 했을 때 부하가 크게 걸린다. 등산을 한 뒤 넓적다리 근육에 통증을 느끼는 것은 산을 올랐기 때문이 아니라 산에서 내려왔기 때문이다. 넓적다리 앞쪽의 대퇴 사두근이 산을 오를 때는 단축성 수축을 하고 내려올 때는 신장성 수축을 하는 것이다.

근 글리코겐을 잘 쓰기 위한 운동 역시 근육에 큰 부하를 주는 '근육을 이완시키는 운동'이다. 근육을 수축시키는 운동보다 이완시키는 운동을 중점적으로 하면 혈당치를 쉽게 낮출 수 있다. 근육을 이완시켰을 때 시간을 들인 만큼 근 글리코겐이 소비되기 때문이다.

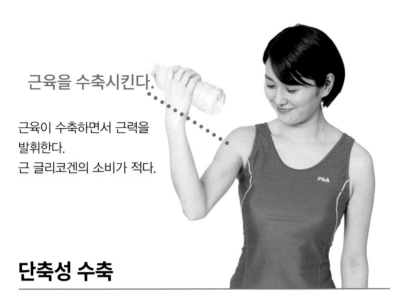

근육을 수축시킨다.

근육이 수축하면서 근력을
발휘한다.
근 글리코겐의 소비가 적다.

단축성 수축

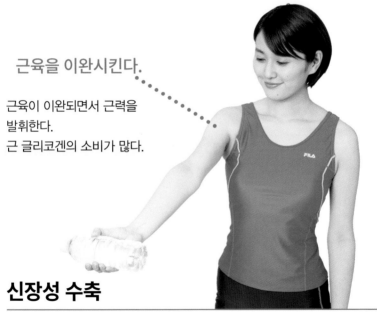

근육을 이완시킨다.

근육이 이완되면서 근력을
발휘한다.
근 글리코겐의 소비가 많다.

신장성 수축

지금 당장, 누구나 할 수 있는
혈당치가 쑥쑥 내려가는 7초 스쿼트

　자, 지금부터 혈당치가 쑥쑥 내려가는 '7초 스쿼트'의 구체적인 동작에 대해 알아보자. 제일 먼저 '기본 7초 스쿼트', 다음으로 '하체 근력이 부족한 사람을 위한 7초 스쿼트', 마지막으로 '7초 푸시업'에 대해 소개한다.

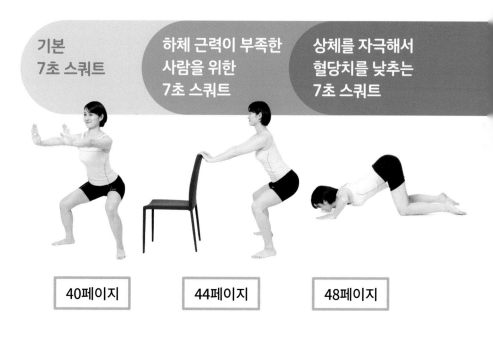

기본
7초 스쿼트

하체 근력이 부족한
사람을 위한
7초 스쿼트

상체를 자극해서
혈당치를 낮추는
7초 스쿼트

| 40페이지 | 44페이지 | 48페이지 |

기본
7초 스쿼트

천천히 상체를 낮춰 앉았다가
반동을 이용하지 않고
일어서는 스쿼트로,
누구나 할 수 있다.

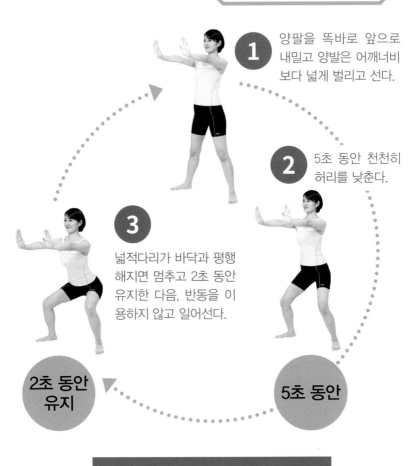

1 양팔을 똑바로 앞으로
내밀고 양발은 어깨너비
보다 넓게 벌리고 선다.

2 5초 동안 천천히
허리를 낮춘다.

3 넓적다리가 바닥과 평행
해지면 멈추고 2초 동안
유지한 다음, 반동을 이
용하지 않고 일어선다.

2초 동안 유지

5초 동안

주 2회, 한 번에 3세트로 충분하다

※ 앉았다가 일어서는 동작을 10회 반복하면 1세트이며, 30초~1분가량
쉬었다가 다음 세트로 넘어간다.

40

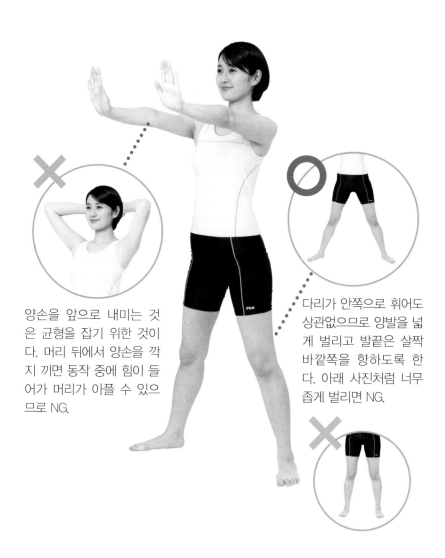

1 양팔을 똑바로 앞으로 내밀고 양발은 어깨너비보다 넓게 벌리고 선다.

※동작이 어려운 경우에는 양발을 조금 더 넓게 벌린다.

양손을 앞으로 내미는 것은 균형을 잡기 위한 것이다. 머리 뒤에서 양손을 깍지 끼면 동작 중에 힘이 들어가 머리가 아플 수 있으므로 NG.

다리가 안쪽으로 휘어도 상관없으므로 양발을 넓게 벌리고 발끝은 살짝 바깥쪽을 향하도록 한다. 아래 사진처럼 너무 좁게 벌리면 NG.

2. 5초 동안 천천히 허리를 낮춘다.

1、2、3、4、5

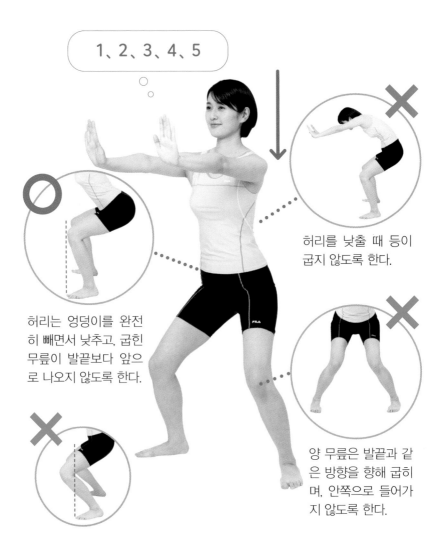

허리를 낮출 때 등이 굽지 않도록 한다.

허리는 엉덩이를 완전히 빼면서 낮추고, 굽힌 무릎이 발끝보다 앞으로 나오지 않도록 한다.

양 무릎은 발끝과 같은 방향을 향해 굽히며, 안쪽으로 들어가지 않도록 한다.

3 넓적다리가 바닥과 평행해지면 멈추고 2초 동안 유지한 다음 반동을 이용하지 않고 일어선다.

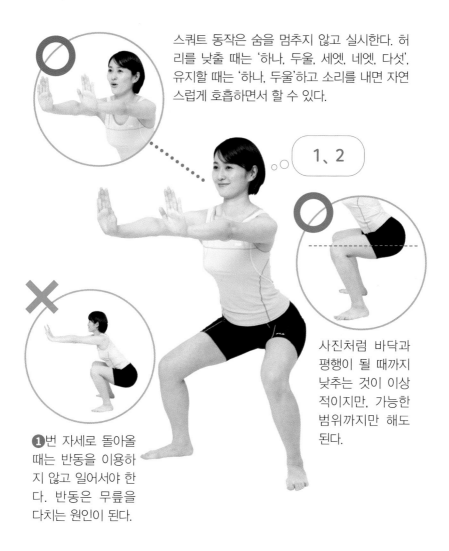

스쿼트 동작은 숨을 멈추지 않고 실시한다. 허리를 낮출 때는 '하나, 두울, 세엣, 네엣, 다섯', 유지할 때는 '하나, 두울'하고 소리를 내면 자연스럽게 호흡하면서 할 수 있다.

1、2

사진처럼 바닥과 평행이 될 때까지 낮추는 것이 이상적이지만, 가능한 범위까지만 해도 된다.

❶번 자세로 돌아올 때는 반동을 이용하지 않고 일어서야 한다. 반동은 무릎을 다치는 원인이 된다.

하체 근력이 부족한 사람을 위한 7초 스쿼트

기본 7초 스쿼트 동작이 어렵다면 의자를 이용하는 7초 스쿼트부터 시작해보자.

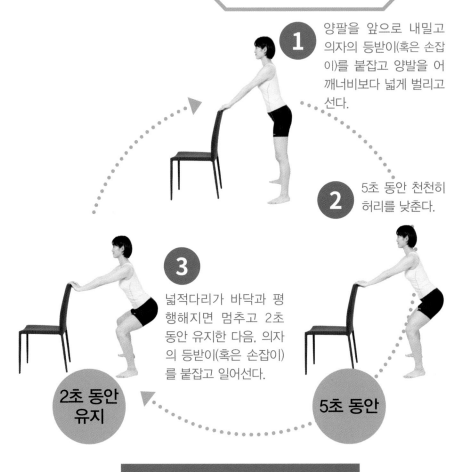

1 양팔을 앞으로 내밀고 의자의 등받이(혹은 손잡이)를 붙잡고 양발을 어깨너비보다 넓게 벌리고 선다.

2 5초 동안 천천히 허리를 낮춘다.

3 넓적다리가 바닥과 평행해지면 멈추고 2초 동안 유지한 다음, 의자의 등받이(혹은 손잡이)를 붙잡고 일어선다.

2초 동안 유지

5초 동안

주 2회, 한 번에 3세트로 충분하다

※ 앉았다가 일어서는 동작을 10회 반복하면 1세트이며, 30초~1분가량 쉬었다가 다음 세트로 넘어간다.

① 양팔을 앞으로 내밀고 의자의 등받이(혹은 손잡이)를 붙잡고 양발을 어깨너비보다 넓게 벌리고 선다. ※동작이 어려운 경우에는 양발을 조금 더 넓게 벌린다.

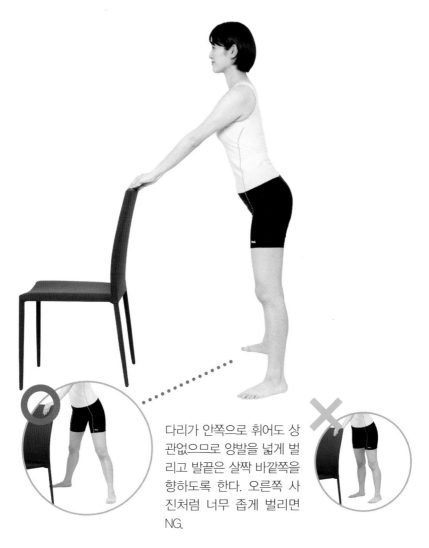

다리가 안쪽으로 휘어도 상관없으므로 양발을 넓게 벌리고 발끝은 살짝 바깥쪽을 향하도록 한다. 오른쪽 사진처럼 너무 좁게 벌리면 NG.

2 5초 동안 천천히 허리를 낮춘다.

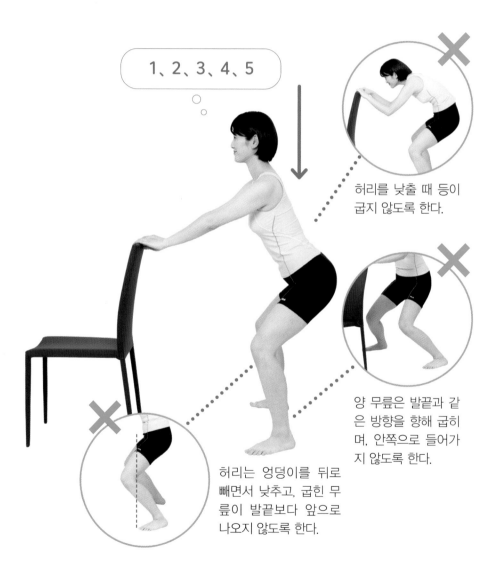

1、2、3、4、5

허리를 낮출 때 등이
굽지 않도록 한다.

양 무릎은 발끝과 같
은 방향을 향해 굽히
며, 안쪽으로 들어가
지 않도록 한다.

허리는 엉덩이를 뒤로
빼면서 낮추고, 굽힌 무
릎이 발끝보다 앞으로
나오지 않도록 한다.

③ 넓적다리가 바닥과 평행해지면 멈추고 2초 동안 유지한 다음, 의자의 등받이(혹은 손잡이)를 붙잡고 일어선다.

스쿼트 동작은 숨을 멈추지 않고 실시한다. 허리를 낮출 때는 '하나, 두울, 세엣, 네엣, 다섯', 유지할 때는 '하나, 두울' 하고 소리를 내면 자연스럽게 호흡하면서 할 수 있다.

1、2

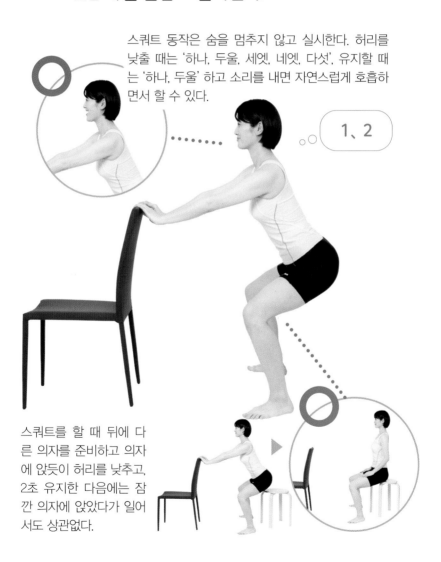

스쿼트를 할 때 뒤에 다른 의자를 준비하고 의자에 앉듯이 허리를 낮추고, 2초 유지한 다음에는 잠깐 의자에 앉았다가 일어서도 상관없다.

상체를 자극하여 혈당치를 쑥쑥 내리는 7초 푸시업

이번 운동은 상체의 큰 근육을 단련시키는 7초 푸시업이다. 스쿼트와 함께 하면 효과가 더욱 뛰어나다.

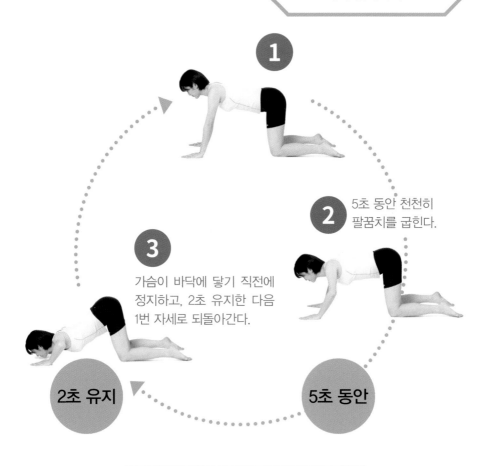

1

2 5초 동안 천천히 팔꿈치를 굽힌다.

3 가슴이 바닥에 닿기 직전에 정지하고, 2초 유지한 다음 1번 자세로 되돌아간다.

2초 유지

5초 동안

주 2회, 한 번에 3세트로 충분하다

※ 구부렸다가 펴는 동작을 10회 반복하면 1세트이며, 30초~1분가량 쉬었다가 다음 세트로 넘어간다.

1 양손은 어깨너비보다 약간 넓게 벌리고 양 무릎은 바닥에 붙인다.

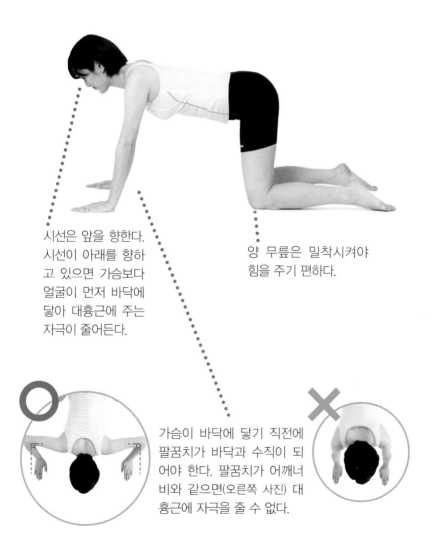

시선은 앞을 향한다. 시선이 아래를 향하고 있으면 가슴보다 얼굴이 먼저 바닥에 닿아 대흉근에 주는 자극이 줄어든다.

양 무릎은 밀착시켜야 힘을 주기 편하다.

가슴이 바닥에 닿기 직전에 팔꿈치가 바닥과 수직이 되어야 한다. 팔꿈치가 어깨너비와 같으면(오른쪽 사진) 대흉근에 자극을 줄 수 없다.

2 5초 동안 천천히 팔꿈치를 굽힌다.

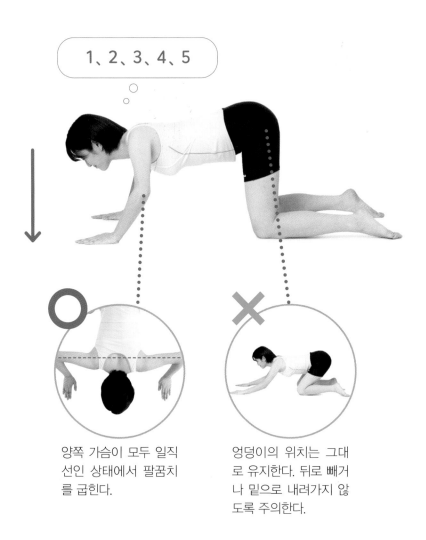

1、2、3、4、5

양쪽 가슴이 모두 일직 선인 상태에서 팔꿈치 를 굽힌다.

엉덩이의 위치는 그대 로 유지한다. 뒤로 빼거 나 밑으로 내려가지 않 도록 주의한다.

③ 가슴이 바닥에 닿기 직전에 정지하고,
2초 유지한 다음 1번 자세로 되돌아간다.

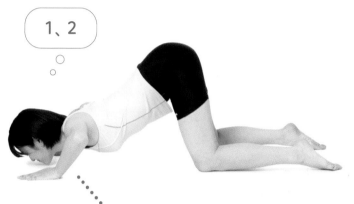

1、2

푸시업을 할 때 숨은 멈추지 않는다. 팔꿈치
를 굽힐 때는 하나, 두울, 세엣, 네엣, 다섯, 유
지할 때는 하나, 두울 하고 소리를 내면 자연
스럽게 호흡하면서 할 수 있다.

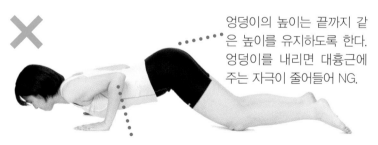

엉덩이의 높이는 끝까지 같
은 높이를 유지하도록 한다.
엉덩이를 내리면 대흉근에
주는 자극이 줄어들어 NG.

겨드랑이를 좁혀 굽히면 NG.
팔꿈치를 바깥쪽으로 벌리듯이 한다.

7초 스쿼트를 할 때, 천천히 상체를 낮춘 뒤 반동을 이용하지 않고 일어선다

7초 스쿼트를 할 때 주의해야 할 사항에 대해 정리해보자.

첫 번째, 하체 근육을 이완시킨다는 것을 의식해야 한다. 근육 속에 축적된 근 글리코겐을 효율적으로 소진하려면 신장성 수축이 효과적이기 때문이다.

5초 동안 천천히 허리를 낮추면서 근육을 천천히 이완시키고 그 상태를 2초 동안 유지하면 근 글리코겐이 활발하게 쓰이면서 포도당을 흡수하기 쉬운 상태가 된다. 혈중 포도당이 적어지면 당연히 혈당치는 내려간다.

스쿼트는 서 있는 상태에서 하는 무릎 굴신 운동(몸을 굽혔다 폈다 하는 운동 - 옮긴이)이다. 운동선수가 아주 빠른 속도로 같은 동작을 반복하는 모습을 본 적이 있을 것이다. 이와 반대로 7초 스쿼트는 동작 하나하나를 천천히, 정확하게 하는 것이 포인트다.

특히 무릎을 굽힐 때는 허리를 천천히 낮춰야 한다. 5초에 걸쳐 허리를 낮추는 것이 기본동작인데, 익숙해져 여유가 생기면 10초에 걸쳐서 진행해도 상관없으며, 길게 하면 효과가 더욱 높아진다.

무릎 굴신 운동을 할 때 주의해야 할 것은 일어서는 동작이다. 일어서는 동작을 할 때는 유지하고 있던 엉덩이를 더욱 낮춰, 반동을 이용하지 않도록 해야 한다. 반동을 이용하면 무릎에 불필요한 부담을 주어 무릎을 다치는 원인이 되는데, 이 때문에 스쿼트를 못 하게 될 수도 있다.

7초 스쿼트의 가장 큰 목적은 혈당치를 안정시키는 것이다. 운동을 하면 할수록 근력을 유지할 수 있을 뿐만 아니라 자연스럽게 근력 향상으로도 이어진다. 따라서 7초 스쿼트를 할 때에는 '천천히 상체를 낮춰야 한다'는 사실을 반드시 기억하자.

7초 스쿼트 동작 중에는 호흡을 멈추지 않는다

또 한 가지 주의해야 할 것은, 동작 중에는 호흡을 멈추지 않아야 한다는 것이다. 호흡을 멈춘 상태에서 동작을 하면 순간적으로 평소보다 큰 힘을 발휘할 수 있다. 아마 여러분도 무거운 물건을 들어 올리거나 높이 점프할 때 순간적으로 호흡을 멈췄던 경험이 있을 것이다.

천천히 그리고 정확하게 하는 7초 스쿼트에 순간적인 힘은 필요 없다. 정확하게 말하면, 호흡을 멈추면 혈압이 급상승하거나 심박수가 빨라질 수 있다.

7초 스쿼트의 대전제는 누구나 할 수 있는 안전한 운동이라는 것이다. 무리하는 것보다는 꾸준히 지속하는 것이 중요하다.

호흡을 멈추지 않고 동작을 지속하기 위해 추천하는 방법은, 입으로 소리를 내면서 스쿼트를 하는 것이다. "하나, 두울, 세엣, 네엣, 다섯" 하고 소리를 내면서 허리를 낮추면 호흡과 동작이 자연스럽게 이어진다. 물론 소리를 내지 않고 코로 호흡하면서 해도 상관없지만, 입으로 호흡하면 동작을 하기가 수월하다.

매일 하지 않아도 혈당치가 내려가는 주 2회×한 번에 3세트짜리 운동

많은 사람들이 운동할 때 제일 걱정하는 것이 바로 운동량과 빈도이다. 7초 스쿼트는 매일 하지 않아도 되는 운동이다. 기본적으로 1주일에 딱 2번, 한 번에 3세트씩만 하면 된다.

10번이 1세트이며, 그렇게 3세트를 천천히 하면 된다. 중요한 것은 1세트가 끝날 때마다 30초~1분 정도 힘을 빼고 쉬어야 한다는 것이다. 휴식하는 동안 근육 세포가 운동 중에 사용한 근 글리코겐의 양만큼 포도당을 활발하게 흡수한다.

1주일에 2번만 하면 된다고 말하면 운동량이 너무 적은 게 아닐까 오히려 불안해하는 사람도 있을 것이다. 하지만 부담이 적을 뿐 7초 스쿼트도 일종의 근육 트레이닝이다.

근육 트레이닝은 원래 이론적으로 하루 하고 나면 하루나 이틀은 쉬어야 한다. 왜냐하면 트레이닝 때문에 상처가 난 근육이 회복하기 위한 시간이 필요하기 때문이다. 또한 회복하는 동안 근육 속에서 단백질의 재합성이 일어나 더욱 강한 근육으로 변화한다.

"10분가량씩 1주일에 2번만 운동하면 됩니다." 걷기 운동을 대체할 운동 요법으로 스쿼트를 지도하기 시작한 무렵, 환자들에게는 이 말이 상당히 매력적으로 들린 듯하다.

매일 2시간씩 걷는 것보다는 훨씬 쉬워 보이기 때문이다. 7초 스쿼트는 그렇게 가벼운 마음가짐으로 시작하는 것이 좋다. 가볍게 시작해야 지속하기 쉽다. 이 운동을 꾸준히 계속하다 보면 고혈당이 쑥쑥 개선될 것이다.

7초 스쿼트가 습관이 되면 혈당치가 안정된다

　7초 스쿼트의 효과는 개인차가 있지만 보통 2~4주 정도 하면 나타난다. 혈당치가 내려가고 그 상태로 안정될 것이다. 무엇보다 중요한 것은 각 동작을 할 때 주의사항을 확실하게 지키고, 1주일에 단 2번, 하루 3세트를 지속하는 것이다.

　운동하는 습관이 잡혀있지 않은 사람이나 운동에 자신이 없는 사람은 회수와 세트 수를 줄여서 시작해도 상관없다. 기본 7초 스쿼트가 어렵게 느껴지는 사람은 '하체 근력이 부족한 사람을 위한 7초 스쿼트'부터 시작해도 충분하다. 일단은 꾸준히 지속하는 게 가장 중요하다. 무릎이나 허리가 아파서 걷는 것조차 힘든 사람도 '천천히 앉는 동작'은 할 수 있다.

　여력이 있거나 스쿼트만으로는 부족한 사람은 '7초 푸시업'에 도전해보기 바란다. 스쿼트와 같이 하면 혈당치를 내리는 데 더욱 효과적이다. 참고로 스쿼트와 푸시업은 단련시키는 부위가 다르므로 오늘은 스쿼트, 내일은 푸시업을 하는 등 다양하게 응용해도 좋다.

　7초 스쿼트는 안전한 운동이지만 만일 동작 중에 통증이나 위화감을 느꼈을 때는 운동을 즉시 중지하고 주치의에게 상담하기 바란다. 7초 스쿼트는 언제든지 다시 시작할 수 있다.

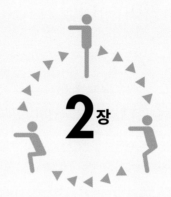

2장

근육을 단련시키면
당뇨병 따위
두렵지 않다!

당뇨병이 점차 증가한 이유는 평균 수명이 늘어났기 때문이다?

앞에서 말했듯이 일본의 당뇨병 환자 수는 예비군까지 포함하면 약 2,000만 명이라고 한다. 전 국민의 5분의 1에 해당하는 숫자다. 특정검진이나 특정보건지도가 시행되면서 예비군은 감소하기 시작했지만, 당뇨병 환자는 점점 증가하고 있다.

2017년에 발표된 '환자 조사 현황'에 따르면 전회 조사(2014년) 때보다 12만 3,000명 늘어 총 328만 9,000명이며 그중 여성은 144만 2,000명이었다. 당뇨병 환자가 증가하고 있는 원인은 과연 무엇일까? 당뇨병 환자 수와 총 칼로리 섭취량의 추이를 살펴보

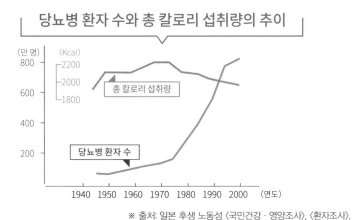

당뇨병 환자 수와 총 칼로리 섭취량의 추이

※ 출처: 일본 후생 노동성 〈국민건강·영양조사〉, 〈환자조사〉.

면 재미있는 점을 발견할 수 있다.

하단의 2가지 그래프를 보면 1945년부터 1970년경까지는 당뇨병 환자 수가 거의 비슷한 수준으로 높게 나타나 있다. 하지만 총 칼로리 섭취량은 최근 몇 년간 감소하는 경향을 보인다. 즉, 최근 증가한 당뇨병 환자의 원인이 반드시 과식이라고는 할 수 없다는 의미다.

지금까지는 당뇨 환자의 증가 원인이 식생활의 서구화 때문이라고 알려져 있었다. 그래서 칼로리를 제한하는 것이 식이 요법의 주축을 이뤘다.

조사에 따르면 평균 수명 추이는 당뇨병 추이와 마찬가지로 늘어나고 있다. 또한 당뇨병 환자의 연령별 구성을 살펴보면 남녀 모두 60대부터 그 수가 급격하게 늘어나는 것을 알 수 있다.

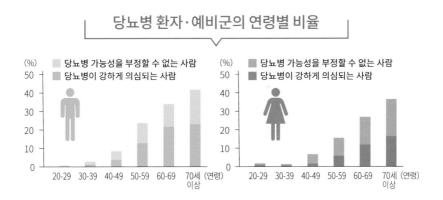

※ 출처: 일본 후생 노동성 〈국민건강·영양조사〉.

이를 통해 알 수 있는 사실은 평균 수명이 길어진 것이 당뇨병 환자의 증가와 관련이 있다는 것이다. 수명이 길어진 배경에는 사회 환경의 정비, 의료 환경 개선과 함께 지질과 단백질을 섭취하는 식생활로 변화된 점 등이 있다. 그러나 앞서 말했다시피 최근에는 섭취 칼로리가 감소하는 추세다.

그렇다면 왜 60대 이상의 당뇨병 환자가 늘어나고 있는 것일까? 그 원인으로 당질의 처리 능력을 들 수 있다. 식사를 통해 섭취한 당질의 80%를 소비하는 근육이 나이가 들고 운동이 부족해지면서 쇠퇴했기 때문이다.

운동 요법으로 고혈압이 개선되면 치료비도 3분의 1로 줄어든다

원하는 목적지에 도달하려면 걷거나 뛰거나 자전거를 타거나 자동차로 운전해서 가는 등 여러 가지 방법이 있듯이 당뇨병 치료에도 몇 가지 방법이 있다. 식이 요법, 운동 요법, 그리고 약물 요법이다. 이 3가지가 당뇨병을 치료하기 위해 주로 쓰이는 방법이며, 증상에 따라 서로 다른 방법을 조합하거나 약을 바꾸어 처방하기도 한다.

당뇨병을 치료하는 데 구체적으로 어느 정도의 치료비가 들까? 당뇨병 환자 1인당 자기 부담액(30%)은 연간 약 45만 원~145만 원가량이다. 의사에게 진찰을 받거나 검사를 받는 것은 기본적인 진찰비로 해결이 되기 때문에 매월 부담해야 하는 금액은 약 4만 원가량이며 연간 약 48만 원이 된다. 그러나 식이 요법과 운동 요법에는 비용이 들지 않는다.

당뇨병 진단을 받으면 제일 먼저 식사와 운동으로 고혈당 상태를 개선하는 일부터 시작하게 된다. 이 단계에서 혈당치가 내려가서 정상치 범위 내에서 안정되면 치료는 끝난다. 그 이후에 혈당치가 다시 올라가지 않도록 일상생활 속에서 조심하면 거의 재발하지 않는다.

바로 이 단계에서 건강한 몸과 생활 습관을 되찾기 위해 고안한 것이 7초 스쿼트다. 물론 당뇨병 예비군 단계나 약물 치료 단계에서도 7초 스쿼트를 하면 인슐린에 의존하지 않고도 혈당치를 낮추는 효과를 볼 수 있다.

특히 예비군 단계에서 7초 스쿼트를 시작하면 당뇨병으로 발전하지 않으므로 치료비도 절약할 수 있다.

실제 의료 현장에서는 식이 요법, 운동 요법과 함께 약물 치료를 시작하는 경우가 상당히 많은 것 같다. 그 이유는 식이 요법과 운동 요법의 경우, 환자가 집에서 직접 실천을 하지 않으면 치료 효과가 나타나지 않기에 환자 측에서 확실하게 결과를 볼 수 있도록 혈당치를 낮추는 약을 원하기 때문이기도 하다. 입원해서 생활을 관리받는 환경이 아닌 경우, 식사나 운동을 철저하게 실천하기는 결코 쉽지 않다.

이런 이유로, 누구나 안전하게 지속할 수 있는 운동 요법이 필요해졌다. 당뇨약의 종류에는 식사를 통해 섭취한 당질을 분해하고 흡수를 늦추는 약, 당을 몸 밖으로 배출하는 약, 인슐린의 기능을 개선하는 약 등이 있다. 그런데 2가지의 당뇨약을 처방받았다고 가정하면 기본적인 진찰비에 약값이 추가되어 매달 자기 부담액은 약 8만 5,000원가량이 되며 연간 100만 원가량이 된다.

이렇게 약을 처방받고도 증상이 개선되지 않거나, 1형 당뇨병인 경우에는 주사를 통해 인슐린을 보충해야 한다. 인슐린 요법을 사용하는 경우 약값에 집에서 맞는 주사와 혈당치 측정을 하기 위한 지도관리비가 더해져 매달 자기 부담액은 약 12만 원, 연간 약 150만 원까지 올라간다.

이렇듯 당뇨병은 치료비만으로도 상당한 금액이 들어갈 뿐만 아니라 합병증의 위험도 있다. 합병증이 발생하면, 치료비는 당뇨병만 치료할 때와는 비교도 되지 않을 만큼 올라간다. 그렇기에 더더욱 식이 요법과 운동 요법으로 치료를 할 수 있는 단계에서 확실하게 고쳐야 한다.

의사도 환자도 운동 요법에 적극적으로 매달리지 않는 이유

식이 요법과 운동 요법만 실천하는 경우 환자는 기본적인 진찰비만 부담하면 된다. 그런데 실제 의료 현장에서는 운동 요법을 그다지 중요하게 생각하지 않는다. 당뇨병과 근육의 연관성이 명확할 뿐만 아니라 근육 운동이 당뇨병을 개선하는 효과가 있는데도 이것을 중요하게 생각하지 않는다는 사실이 나로서는 이해가 가지 않았다. 의사들이 과연 그 사실을 모르는 것일까? 아니면 운동 요법을 어떻게 실천해야 하는지 그 방법을 모르는 것일까?

한 설문 조사에 따르면, 초진 환자를 대상으로 식이 요법을 '거의 모든 환자에게 지도한다.'라고 대답한 의사의 비율은 70~80%, 운동 요법을 '거의 모든 환자에게 지도한다.'라고 대답한 의사는 40%로 식이 지도의 절반가량이었다. 게다가 당뇨병 전문의가 처방을 내리고 운동을 지도한 경우는 단 9%에 지나지 않았다.

고혈당을 개선하여 혈당치를 안정시키는 데 운동 요법이 중요하다는 사실은 알고 있으면서 실제로 구체적인 지도는 하고 있지 않다는 것이다. 많은 내과 의사가 당뇨병을 치료하기 위한 대책으로 식이 요법과 약물 요법이면 충분하다고 생각하는 듯하다. 게다가 운동 요법을 지도하고 있다고 대답한 의사들도 '산책을 거르지 마세요.'라고 조언하는 수준에 머물고 있다.

운동 요법을 쓰면 돈을 들이지 않고도 고혈당을 개선할 수 있는데 참 안타까운 일이다.

다음 페이지의 표는 운동 요법을 하지 않는 환자 측과 의사 측각각의 이유를 보여준다. 공통된 첫 번째 이유는 '시간이 없다.'였다. 하지만 개인적인 생각으로는 의사 입장에서는 '환자에게 의지가 없다.' 그리고 환자 입장에서는 '어떤 운동을 해야 할지 모르겠다.'는 것이 보다 솔직한 대답이라고 생각한다.

환자는 돈을 들이지 않고 고혈당을 개선할 수 있다고 하면 운동 요법을 할 의지가 생긴다. 물론 입원을 해서 엄격하게 관리를 하는 것이 아니라 집에서 실천해야 하므로 '효과가 있다.'라거나 '나도 그 정도는 할 수 있을 것 같아.'라든가 '계속할 수 있을 것 같아.'와 같은 자가진단은 필요하다.

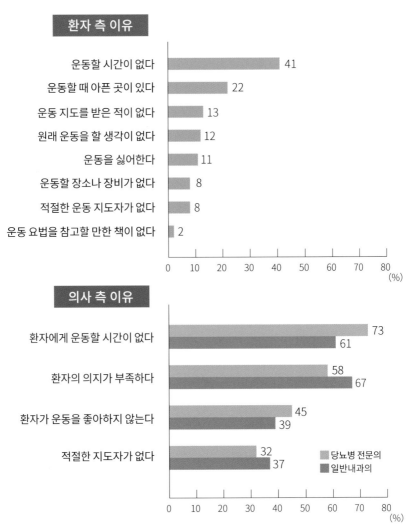

환자·의사들이 운동 요법을 쓰지 않는 이유

환자 측 이유

이유	%
운동할 시간이 없다	41
운동할 때 아픈 곳이 있다	22
운동 지도를 받은 적이 없다	13
원래 운동을 할 생각이 없다	12
운동을 싫어한다	11
운동할 장소나 장비가 없다	8
적절한 운동 지도자가 없다	8
운동 요법을 참고할 만한 책이 없다	2

의사 측 이유

이유	당뇨병 전문의	일반내과의
환자에게 운동할 시간이 없다	73	61
환자의 의지가 부족하다	58	67
환자가 운동을 좋아하지 않는다	45	39
적절한 지도자가 없다	32	37

※ 출처: 당뇨병 운동 요법·운동 처방 확립을 위한 학술조사연구위원회(2015), "일본 내 당뇨병 운동 요법 실시상황(제2보) 환자 측 질문지 전국 조사성적", 〈당뇨병〉, 58(8): 568~575.

운동 요법 3개월, 당화혈색소 수치가 내려간다

　당뇨병을 치료하는 데 쓰이는 운동 요법에는 걷기, 조깅과 같은 유산소 운동, 근력 트레이닝과 같은 무산소 운동이 있다. 2가지 모두 당뇨병 치료에 효과가 있는 것으로 알려져 있다. 유산소 운동은 혈액순환을 원활하게 만들고 체지방을 감소시키고, 무산소 운동은 혈당치를 낮추는 등의 효과가 있는데, 2가지 운동의 공통점은 인슐린의 기능이 향상된다는 점이다.

　근육과 지방 세포를 자극하여 민감한 상태로 만들면 인슐린이 포도당 투입구의 문을 열기가 쉬워진다고 한다. 운동 요법을 3개월만 꾸준히 실천해도 당뇨병 지표 중 하나인 당화혈색소 수치가 개선된다.

　당화혈색소 수치를 보면 최근 1~2개월 동안의 혈당치 상태를 알 수 있다. 적혈구 안에서 산소를 운반하는 일을 하는 헤모글로빈은 포도당과 결합하면 '당화 헤모글로빈'이 된다. 혈액 속의 포도당이 많으면 많을수록 그 양은 증가한다. 즉 고혈당이 지속되면 그만큼 당화 헤모글로빈이 증가하게 되는 것이다.

　전체 헤모글로빈의 양 중에 당화 헤모글로빈이 차지하는 비율이 바로 당화혈색소다. 당화혈색소 수치가 6.5% 이상이면 '당뇨병형'으로 판정한다. 단, 숫자 하나만 가지고 바로 당뇨병이라고 진단을 하는 것은 아니다.

당화혈색소 수치를 통해 최근 1~2개월 동안의 혈당치 상태를 알 수 있는 까닭은 적혈구의 수명이 끝날 때까지 혈액 속의 당화 헤모글로빈이 없어지지 않기 때문이다.

당뇨병 환자를 대상으로 유산소 운동만 했을 때, 근육 트레이닝만 했을 때, 유산소 운동과 근육 트레이닝을 함께 했을 때, 이 3가지 유형에 대해 조사한 결과, 어떤 유형의 운동을 하더라도 3개월만에 당화혈색소 수치가 0.51~0.73%나 내려갔다는 보고가 있다.

어떤 운동 요법이든 3개월 동안 계속하면 인슐린의 기능이 회복되어 고혈당을 개선할 수 있다는 뜻이다.

고령자와 비만인 사람은
하루에 1만 보 걷기는 무리다

많은 사람들이 당뇨병 환자를 위한 운동 요법은 걷기나 에어로빅과 같은 유산소 운동이 전부일 거라고 생각한다. 이는 많은 의사들이 특정한 운동을 하라는 설명 없이 일단 '많이 걸으세요'라고 지도하기 때문이기도 하다. 물론 환자 입장에서도 걷기 정도는 쉽게 할 수 있다고 생각한다.

유산소 운동이 틀렸다는 것은 아니다. 유산소 운동의 에너지 공급원이 되는 것은 당과 지방이다. 유산소 운동을 하면 혈액 속의 포도당도 소비하며, 운동하는 시간이 길어지면 길어질수록 지방을 쓰는 비율이 높아지기 때문에 비만 해소에도 도움이 된다. 또한 유산소 운동을 지속적으로 하면 심폐기능이 향상되어 몸 구석구석까지 산소와 영양분을 전달하는 능력도 좋아진다. 물론 인슐린 저항성 또한 개선된다.

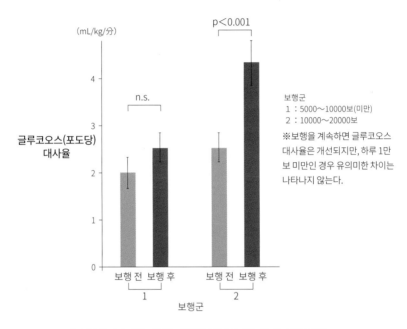

보행수와 인슐린 저항성의 관계

(mL/kg/分)

p<0.001

n.s.

글루코오스(포도당)
대사율

보행군
1 : 5000~10000보(미만)
2 : 10000~20000보

※보행을 계속하면 글루코오스
대사율은 개선되지만, 하루 1만
보 미만인 경우 유의미한 차이는
나타나지 않는다.

보행 전 보행 후   보행 전 보행 후
      1   2
         보행군

※사토 유조(2001), 《당뇨병 운동요법지도 안내서 개정 제2판》, 난코도출판.

하지만 나는 개인적으로 걷기 운동이 당뇨병을 치료하기 위한 운동 요법으로는 적합하지 않다고 생각한다. 왜냐하면 걷기 운동은 일정 수준의 운동량을 충족시키지 않으면 효과가 없기 때문이다. 인슐린 저항성을 개선하려면 하루에 1만 5,000보에서 2만 보를 걸어야 한다. 당뇨를 치료하기 위해서라지만, 매일 약 2~3시간씩 걷는 것은 결코 쉬운 일이 아니다.

일본 후생 노동성의 '2017년 국민건강 · 영양조사결과 개요'에 따르면 성인의 하루 평균 걸음 수는 남성이 6,846보, 여성이 5,867보라고 한다(한국인들은 하루 평균 5,755보를 걷는다는 연구 결과가 있다 - 옮긴이). 건강을 위한 걷기로 장려하고 있는 '하루 1만 보'에도 미치지 못하는 것이 현실이다. 남녀 모두 평소보다 2배 이상 걸어도 인슐린 저항성을 개선하기 어려운데 '많이 걸으세요'라고 지도하는 것이 과연 옳은 방법일까?

게다가 당뇨병 환자 및 예비 당뇨군의 대부분은 살이 쪘거나 고령이기 때문에 장시간 움직일 체력이 부족하다. 또한 오래 걸으면 무릎과 허리에 부담이 갈 수 있다. 특히 고령자가 장시간 보행할 경우 넘어질 위험도 높으며, 넘어져 뼈라도 다치면 쉽게 낫지 않으므로 거동할 수 없게 될 수도 있다.

미국 당뇨병학회에 따르면 고령자의 지구력 트레이닝은 비만 치료에도 효과가 없다고 한다. 30~40분 정도 유산소 운동을 하면 100~200kcal 정도의 에너지밖에 소비할 수 없기 때문이다.

밥 한 그릇은 약 160g이며, 이를 에너지로 환산하면 약 270kcal에 해당한다. 즉 다이어트가 목적이라면 열심히 1시간가량을 걷는 것보다는 저녁을 한 끼 거르는 편이 낫다는 뜻이다. 물론 다이어트 효과도 훨씬 크다. 여러분의 생각은 어떤가?

앞에서도 말했지만, 나 역시 운동 요법을 처음 도입했을 무렵에는 환자들에게 걷기 운동을 권유했다. 하지만 좀처럼 효과가 나타나지 않았다. 당시 환자들에게 하루에 5,000보 걷기 운동을 처방했는데, 며칠 지나자 "선생님, 다리가 아파요."라며 다들 힘들어했다. 환자들이 아파하는 모습을 본 나는 그 시점에서 운동 요법으로서의 걷기 운동은 더 이상 지도하지 않기로 결심했다.

혈당치를 낮추는 근력 트레이닝은 고령자에게도 쉽고 안전하다

근육을 단련하는 것이 인슐린 저항성을 개선한다는 사실이 일본에서 인정된 것은 2004년 무렵으로 그리 오래되지 않았다. 또한 의료 현장 일선에서는 아직 이런 인식이 완전히 자리잡히지 않았다. 뿐만 아니라 최근에도 유산소 운동을 했는데 효과가 나타나지 않았을 때의 보조수단으로 근육 트레이닝을 실시하는 경우가 대부분이다.

왜 그럴까? "근육 트레이닝은 위험한 운동"이라는 인식이 있기 때문이다. 2형 당뇨병을 앓고 있는 사람은 고령자와 비만인 사람이 많기 때문에 체력적으로도 무리가 있으며 트레이닝 도중에 혈압이 상승하지 않을까 하는 우려가 많다. 하지만 이는 엄청난 오해에서 비롯된 생각이다.

근육 트레이닝은 여러분이 상상하는 것처럼 위험한 운동이 아니다. 다양한 운동 종목을 1,000시간 동안 했을 때의 장애 발생 건수를 조사한 데이터베이스*가 있다. 이 조사에 따르면 축구나 럭비와 같은 구기 종목은 15~81건, 달리기는 77건인데 비해 근육

---

* 〈The Epidemiology of Injuries Across the Weight-Training Sports〉(2016), 〈Incidence of Running-Related Injuries per 1000h of running in Different Types of Runners: A Systematic Review and Meta-Analysis〉(2015).

트레이닝은 1건도 되지 않는다. 단순 동작을 반복하는 근육 트레이닝은 잘못된 동작을 하지 않는 한 안전한 운동이다.

혈압 상승에 관한 오해에 대해서도 이야기해보자. 근육 트레이닝이라고 하면 무거운 바벨이나 덤벨을 들고 올렸다 내렸다를 반복하는 힘든 동작을 떠올리는 사람이 많다. 바벨이나 덤벨을 이용한 운동은 근육 트레이닝의 한 종류일 뿐이고, 그것이 전부는 아니다. 근육에 부하를 주면서 하는 트레이닝은 전부 근육 트레이닝에 속한다.

1장에서 소개한 자신의 체중을 부하로 이용한 7초 스쿼트와 7초 푸시업도 당연히 근육 트레이닝이다. 근육을 크고 두껍게 만드는 것이 목적이라면 더 큰 부하가 필요하지만, 혈당치를 낮추는 것이 목적이라면 그 정도의 부하로도 충분하다. 7초 스쿼트와 7초 푸시업만 꾸준히 해도 나이가 들면서 쇠퇴한 근육량을 확실하게 유지할 수 있다.

운동으로 인한 혈압 상승이라고 하면, 바벨을 들어 올릴 때처럼 순간적으로 힘을 발휘하는 이미지를 많이 떠올린다. 이는 근육 트레이닝뿐만 아니라 무거운 것을 들어 올릴 때 생기는 현상이다. 확실히 순간적으로 호흡을 멈추고 배에 힘을 주는 동작을 하면 혈압이 상승할 가능성이 있다. 7초 스쿼트는 그 위험을 피하고자 호흡을 멈추지 않고 실시하는 것이다.

혈당치를 낮추는 근력 트레이닝, 7초 스쿼트는 원래 걷기 운동도 힘들어서 제대로 하지 못하는 사람들을 위한 운동 요법이다. 여러분이 머릿속에 떠올리는 대단한 근력 트레이닝과는 거리가 있으며, 그런 운동을 권할 생각은 없다.

인슐린의 기능이 나빠져 당뇨병에 걸리는 것은 오로지 근육의 문제다

당뇨병을 위한 운동 요법으로 스쿼트를 도입한 후 확실히 알게 된 사실이 있다. 바로 '당뇨병은 근육의 당대사가 저하되어 생기는 병'이라는 사실이다.

건강한 사람과 2형 당뇨병 환자의 포도당 흡수율을 비교해보면 당뇨병과 근육의 관계를 알 수 있다(왼쪽 그림). 우리가 식사를 통해 섭취한 당질은 포도당으로 분해되어 몸의 모든 기관의 에너지 공급원이 되기 위해 각 기관의 세포에 흡수된다. 그림의 왼쪽은 건강한 사람의 포도당 흡수율이다. 근육의 흡수율이 압도적으로 높다는 것을 알 수 있다.

혈액 속으로 흘러들어온 포도당의 약 80%는 근육에서 소비되고 있다.

그림 오른쪽은 2형 당뇨병 환자의 포도당 흡수율이다. 복부 장기, 지방 세포, 뇌의 비율은 거의 같지만, 근육은 절반 이하로 떨어졌다. 이 그림에서 알 수 있는 사실은 2형 당뇨병 환자도 복부 장기, 지방 세포, 뇌세포에서는 건강한 사람과 마찬가지로 포도당을 흡수할 수 있다는 것이다.

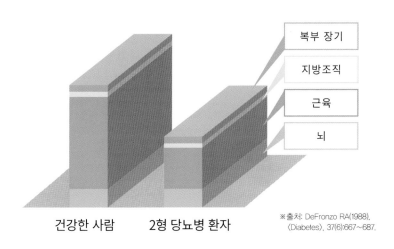

건강한 사람과 2형 당뇨병 환자의 포도당 흡수율

복부 장기

지방조직

근육

뇌

건강한 사람　　2형 당뇨병 환자

※출처: DeFronzo RA(1988),
〈Diabetes〉, 37(6):667~687.

　인슐린의 기능 자체가 나빠진 것이 아니지만 2형 당뇨병이 되면 근육 세포가 인슐린을 흡수하는 기능이 떨어진다. 이는 인슐린보다는 근육 세포에 문제가 있다고 봐야 하며, 이런 상태를 인슐린 감수성이 저하되었다고 말한다.

　즉 근육 세포의 인슐린 감수성을 높이면 인슐린의 기능이 회복되어 당뇨병을 개선할 수 있다는 뜻이다. 당뇨병의 원인은 결국 근육에 있으므로 운동 요법의 대상이 근육이 되는 것은 필연이라고 할 수 있다. 당뇨병 환자들이 근력 운동을 반드시 해야 하는 이유이기도 하다.

근육은 운동이 부족하거나
나이가 들면 점점 감소한다

60세 이상의 연령층에서 당뇨병이 증가하는 이유 중 하나는 근육량의 감소다. 근육은 나이가 들면 자연스럽게 감소한다. 근육량이 절정에 도달하는 것은 20대~30대이며, 40대 중반부터 감소하는 속도가 갑자기 빨라진다. 넓적다리와 같은 큰 근육을 예로 들면 30대~70대까지 40년 동안 앞 20년간은 약 절반, 후반 20년간은 3분의 2까지 줄어든다고 한다. 후반 20년간 근육이 쇠퇴하는 속도가 느린 것은 걸을 때 받는 자극이 앞 20년보다 크기 때문이다. 평평한 길을 걸을 때마다 다리를 힘껏 들어 올리면서 걷는 사람은 없다.

이러한 근육의 쇠퇴가 혈당치에 영향을 미치는 것은 나이가 들면 쉽게 쇠퇴하는 큰 근육에 속근이 많기 때문이다.

속근은 근 글리코겐을 많이 함유하고 있어서 에너지를 대량으로 소비한다. 넓적다리 앞쪽의 대퇴 사두근은 60% 이상이 속근으로 이루어져 있다. 그런데 나이가 들면 그 부분의 근육이 반으로 줄어들게 되므로 당질을 소비하는 양도 대폭 감소하는 것이다.

노화와 더불어 근육을 빨리 쇠퇴하게 만드는 것이 운동 부족이

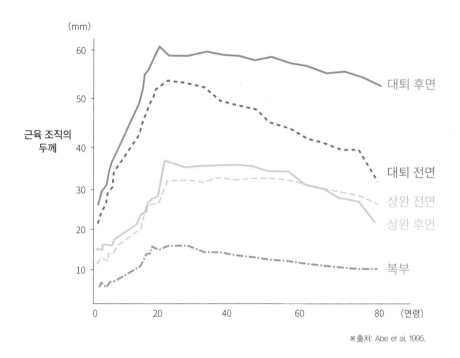

연령에 따른 근육량 추이

(mm)

근육 조직의
두께

대퇴 후면

대퇴 전면

상완 전면

상완 후면

복부

※출처: Abe et al, 1995.

다. 속근은 사용하면 두꺼워지고 사용하지 않으면 얇아지는 특성
이 있다. 예를 들어 매일 운동하던 운동선수라고 해도 침대에 누워
만 있는, 1주일간 움직이지 않는 생활을 하면 금세 넓적다리가 가늘
어진다. 골절로 깁스를 해본 사람은 깁스를 푼 부분의 근육이 얇아
진 것을 경험해본 적이 있을 것이다.

1장에서 말했듯이 단지 당뇨병을 예방하기 위해서라면 지금 있는 근육량을 유지하는 것만으로도 충분하지만, 운동 부족으로 근육이 감소한 사람은 유지조차 어렵다.

　　근육을 유지하는 것만이 목적이라면 일상 생활 속에 7초 스쿼트를 더하는 것만으로도 충분히 가능하다.

식이 요법에서 신경 써야 할 것은 지질이 아니라 당질이다

혈당치를 낮추는 식사는 어떤 것일까? 7초 스쿼트와 함께 식이 요법을 실천하면 혈당치를 보다 효율적으로 조절할 수 있다.

2장의 첫 부분에서 말했듯이, 일본인의 총 칼로리 섭취량은 해가 갈수록 감소하는 경향을 보인다. 지질, 단백질, 그리고 당질의 섭취량도 줄어들고 있다. 그런데도 2형 당뇨병 환자는 계속해서 증가하고 있는 것은 당질을 많이 소비하는 '근육'에 문제가 생겼기 때문이다.

이런 상황이지만, 식이 요법은 당뇨병 치료의 기본이기 때문에 많은 의사들이 식이 요법을 지도하고 있다. 나도 7초 스쿼트와 병행하여 식사에 주의를 기울이도록 지도하고 있다.

의사들이 식이 요법을 지도하는 첫 번째 이유는, 당질을 줄이면 혈당치의 상승을 억제할 수 있으며, 혈액 속으로 흘러 들어가는 포도당의 양이 줄어들면 그만큼 운동 요법의 효과도 커지기 때문이다. 두 번째 이유는, 당질을 줄이면 췌장을 쉬게 할 수 있기 때문이다. 인슐린의 기능이 떨어지는 것은 근육의 문제이기도 하지만 인슐린에 문제가 있는 경우도 있으며, 그 주요 원인은 당질의 과다섭취이다. 췌장은 혈액 속 포도당의 양에 맞춰 인슐린을 분비하기 때문에, 하루 3번 식사를 할 때마다 분비하다 보면 금방 지치게 된다.

애초에 당질을 섭취하지 않으면 고혈당이 될 일도 없다. 당질을 섭취하지 않는다고 하면 극단적인 이야기처럼 들릴 수도 있지만, 사실 인간은 탄수화물을 전혀 섭취하지 않아도 문제가 생기지 않는다. 근육과 뼈가 울퉁불퉁한 동물의 왕 사자가 쌀밥이나 빵을 먹을까? 전혀 먹지 않는다. 원래 수렵 생활을 하던 무렵의 인류도 곡물을 먹지 않고도 잘 살았다.

탄수화물은 3대 영양소 중 하나인데, 단백질의 필수 아미노산, 지질의 필수 지방산과 같은 '필수 탄수화물'은 없다. 필수 아미노산과 필수 지방산은 사람이 살아가는 데 필요한 영양소다. 굳이 '필수'라고 이름을 붙인 것은 체내에서 생성이 되지 않기 때문에 식사를 통해 외부에서 반드시 섭취해야 한다는 뜻이다. 우리가 섭취하는 영양분의 약 60%는 탄수화물이라고 하는데, 탄수화물은 필수가 아니다. 살아가는 데 필요한 것은 물, 단백질과 지질이다. 비타민과 미네랄도 필요하지만, 탄수화물과 그로 인한 당질은 거의 필요하지 않다.

왜냐하면 우리 몸은 포도당이 없어도 에너지를 만들 수 있기 때문이다. 포도당이 편리한 이유는 지방이나 단백질은 섭취한 즉시 에너지로 만들 수 없지만, 포도당은 바로 에너지로 쓸 수 있기 때문이다. 당질이 반드시 필요한 우리 몸의 부분은 뇌의 글리아

세포(신경 세포와 신경 섬유, 혈관계 등과 함께 신경계를 구성하는 구성단위 중 하나로, 세포체나 신경 섬유 사이에 존재하여 지탱, 보호하는 역할을 한다. 신경 교세포라고도 한다 – 옮긴이)와 혈액 속의 적혈구뿐이다. 당질은 뇌의 중요한 에너지 공급원이라고 알려져 있는데, 글리아 세포 이외에는 간에서 지방을 분해하여 만드는 케톤체ketone body(지방산의 대사산물로서 아세토아세트산, β–히드록시부티르산, 아세톤의 3종 화합물의 총칭 – 옮긴이)를 에너지 공급원으로 쓸 수 있다. 적혈구는 에너지를 만드는 공장으로 알려진 미토콘드리아가 없으므로 당질을 에너지로 쓸 수밖에 없다.

인간이 살아가는 데 필요한 최소한의 당질은 단 5g으로, 20kcal면 충분하다.

식이 요법은 저녁 식사에 탄수화물을 삼가는 것만으로도 충분하다

쌀밥과 볶음밥 중 어느 쪽이 더 당뇨병에 안 좋을까? 기름에 볶은 볶음밥이 더 안 좋을 것 같지만, 사실 더 나쁜 쪽은 쌀밥이다. 왜냐하면 볶음밥은 쌀이 기름으로 코팅되어 있어 몸에 들어가도 혈당치가 급격하게 올라가지 않기 때문이다.

당뇨병을 위한 식이 요법 중에 '칼로리 제한'이라는 방법이 있다. 하지만 총 칼로리 섭취량이 감소해도 당뇨병 환자가 늘어나고 있는 것을 보면 칼로리를 제한하는 것이 얼마나 소용없는 일인지 알 수 있다. 또한 지질에 대한 연구 결과로 지방이 몸에 좋지 않다는 통념이 바뀌고 있다.

'콜레스테롤'이라는 단어에 대해 많은 사람들이 부정적인 생각을 하는데, 사실 콜레스테롤은 혈관 벽과 뇌 조직, 호르몬을 만드는 재료이다. 또한 콜레스테롤이 함유된 음식을 아무리 섭취해도, 혈액 속에 들어있는 콜레스테롤의 20%를 넘지 않는다는 사실이 밝혀졌다. 나머지 80%를 만드는 것은 바로 간이다. 식사를 통해 콜레스테롤이 충분히 섭취되지 않으면, 부족한 양만큼을 간에서 만든다. 콜레스테롤을 몸 안에서 생성하도록 만들어져 있는 것은 콜레스테롤이 그만큼 우리 몸에 중요한 성분이기 때문이다.

식이 요법에서 조심해야 할 것은 지질이 아니라 당질이라는 점을 명심하자. 하지만 당질을 제한하는 것은 쉬운 일이 아니다. 왜냐하면 우리는 어릴 때부터 밥을 주식으로 먹고 자라서, 당질에 의존하는 체질이 되었기 때문이다.

당질은 마약보다 뇌에 강한 자극을 준다고 한다. 기니피그를 이용한 실험을 예로 들어보자. 우선, 코카인을 녹인 물과 설탕을 녹인 물을 기니피그에게 먹인다. 그런 다음 기니피그 앞에 코카인을 녹인 물과 설탕을 녹인 물을 놔두면 어느 쪽을 선택할까? 기니피그는 설탕을 녹인 물을 선택한다.

설탕에 대한 의존도는 상습성의 정도가 사회적으로 문제가 되는 마약의 의존도를 뛰어넘는다. 여성이 단 음식을 쉽게 끊지 못하는 것은 어떤 의미에서는 당질 중독이라고도 할 수 있다.

우리처럼 당질 의존 체질인 사람들은 당질을 전혀 섭취하지 않는 식생활을 한다는 것은 불가능하다. 나도 라면을 좋아하기에, 당질이 빠진 식사는 종종 먹기가 쉽지 않게 느껴진다. 실제로 당질을 함유한 음식은 맛있기 때문이다. 그러므로 극단적인 식사 제한은 스트레스를 유발할 뿐만 아니라, 힘들게 유지해오던 식이 요법을 지속하기 어렵게 한다. 당뇨병을 개선하거나 예비군에서 벗어나려고 그렇게까지 스트레스를 받을 필요는 없다.

7초 스쿼트를 꾸준히 해서 근육량을 늘려준다면 저녁에 밥 한 그릇을 참는 것으로 식이 요법은 충분하다. 그만큼 혈당치는 내려가며 정상범위 내에서 안정을 찾게 된다. 식이 요법은 반드시 운

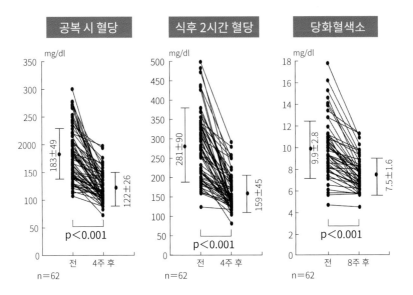

운동 요법+식이 요법에 따른 효과

공복 시 혈당

mg/dl
350
300
250
2000
150
100
50
0

183±49

122±26

p<0.001

전   4주 후

n＝62

식후 2시간 혈당

mg/dl
500
450
400
350
300
250
200
150
100
50
0

281±90

159±45

p<0.001

전   4주 후

n＝62

당화혈색소

mg/dl
18
16
14
12
10
8
6
4
2
0

9.9±2.8

7.5±1.6

p<0.001

전   8주 후

n＝62

※출처: 우사미 게이지(1994), "비만을 동반하는 NIDDM환자를 대상으로 한 근력트레이닝 효과", 〈제15회 일본비만학회기록〉, 103~105.

동 요법과 병행하도록 하자.

운동 요법과 식이 요법을 함께 4주일 동안 지속하면 공복 시 혈당치, 식후 2시간 혈당치, 당화혈색소 등 당뇨병의 지표가 되는 모든 수치가 개선되는 것을 기대할 수 있다.

당뇨병 치료를 위한 획기적인 신약은 약을 이용한 당질 제한

당뇨병의 약물 요법을 극적으로 변화시킨다는 신약이 개발되었다. 'SGLT-2 억제제'라는 약으로, 약을 이용한 당질 제한이 가능한 제품이다.

지금까지의 약은 췌장을 자극하여 인슐린의 분비를 늘리거나 간, 근육, 지방 세포에 작용하여 인슐린 감수성을 높여 혈당치를 낮추는 기능을 담당해 왔다. 또한 인슐린 치료는 몸 밖에서 인슐린을 투여해서 혈당치를 낮추는 방법을 사용했다. 이러한 방법은 모두 혈액 속에 대량의 인슐린이 투입되므로, 세포로 포도당이 흘러 들어갈 확률이 높다.

단, 한 가지 문제점이 있었다. 그것은 인슐린이라는 열쇠는 근육뿐만 아니라 지방 세포의 문도 열어버린다는 점이다. 즉 완벽하게 당질을 조절하는 식이 요법을 실천하지 않는 한 살이 찐다. 특히 췌장을 자극하는 종류의 약은 살을 찌워 인슐린 감수성을 저하시킬 뿐만 아니라, 휴식을 취해야 하는 췌장에 더욱 부담을 주는 결과를 가져온다.

지금까지의 치료약

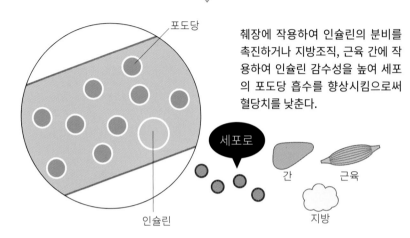

췌장에 작용하여 인슐린의 분비를 촉진하거나 지방조직, 근육 간에 작용하여 인슐린 감수성을 높여 세포의 포도당 흡수를 향상시킴으로써 혈당치를 낮춘다.

포도당

세포로

간   근육

지방

인슐린

SGLT-2 억제제

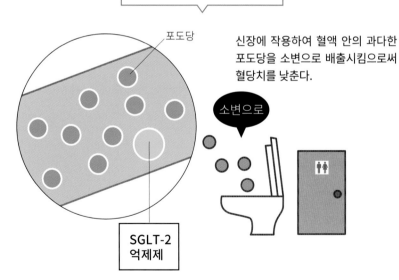

신장에 작용하여 혈액 안의 과다한 포도당을 소변으로 배출시킴으로써 혈당치를 낮춘다.

포도당

소변으로

SGLT-2
억제제

한편 'SGLT-2 억제제'는 완전히 다른 방법으로 혈당치를 낮춘다. 'SGLT-2 억제제'는 혈액 속에 넘쳐나는 포도당을 세포에 흡수시키는 것이 아니라 몸 밖으로 배출시킨다. 신장에 작용하여 과다한 당을 소변으로 배출시키는 것이다. 체내에 불필요한 당질을 남기지 않기 때문에 약을 이용한 당질 제한이라고 할 수 있다.

'SGLT-2 억제제'는 부작용이 적고 혈당치를 낮추는 것 외에 심부전, 신장병, 지방간을 예방하는 데도 효과가 있는 것으로 알려져 세계적으로 주목받고 있다.

실제 경험자도 놀란
7초 스쿼트의
효과!

당뇨병 개선에 성과를 올린
7초 스쿼트

　내가 당뇨병 치료를 위한 운동 요법으로 스쿼트를 도입한 것은 1994년경으로 벌써 25년 전의 일이며, 이 책에서 말하는 '7초 스쿼트'가 완성된 것은 약 10년 전의 일이다. 7초 스쿼트를 시작하고 외래 환자 한 분 한 분에게 이 운동 방법을 지도하자, 환자들도 클리닉에서 개최하는 운동 교실뿐만 아니라 집에서도 건강을 위해 꾸준히 스쿼트를 실천하고 있다.

　7초 스쿼트가 25년이라는 오랜 시간 동안 지속될 수 있었던 것은 당뇨병을 개선하는 데 큰 효과를 보였기 때문이다. 물론 환자들이 나를 믿고 열심히 스쿼트를 한 것도 크게 도움이 되었다.

　7초 스쿼트는 실제로 얼마나 효과가 있을까? 이번 장에서는 내가 지도했던 환자 중 9명의 체험담을 소개한다. 여러분들도 '7초 스쿼트'를 꾸준히 한다면 이와 같은 효과를 느낄 수 있을 것이다.

혈당치뿐만 아니라
어깨결림도 개선됐습니다

야마모토 에미코 씨(가명) 73세, 여성

몸이 나른한 날들이 계속되고 예전에는 가뿐하게 하던 집안일도 할 의욕이 사라졌습니다. 건강을 위해 걷기 운동을 1주일에 3회, 그리고 포크댄스도 계속했지만, 어딘가 몸이 찌뿌둥했습니다. 결국 건강 검진을 받게 되었습니다. 그러자 공복 시 혈당치가 186mg/dl, 당화혈색소 수치는 7.9%로 나타났습니다. 영락없이 당뇨병형 수치였습니다. 당뇨병에 대해 잘 아는 친구에게 상담하자, "병원에 가면 입원하거나 적어도 인슐린 주사는 맞게 될 거야."라는 대답이 돌아왔습니다. 입원도 하기 싫었지만 인슐린 주사도 맞기 싫었습니다. 그래서 스쿼트로 당뇨병을 치료한다는 우사미 선생님의 병원을 방문하게 되었습니다.

처음부터 스쿼트를 하면 혈당치가 개선될 거라고 믿지는 않았습니다. 걷기 운동과 포크댄스를 10년 이상이나 계속해오던 터라, '7초 스쿼트를 한다고 달라질까?'라는 불안이 있었습니다. 마침 선생님이 혈당치를 낮추는 약도 처방해 주셨습니다.

그때 선생님께서 식사에 대해 딱 한 가지 당부하셨던 것이 '저녁 식사 때는 쌀밥을 먹지 않을 것'이었습니다. 쌀밥을 너무 좋아하는 저로서는 스트레스였지만, 입원하지 않고 인슐린 주사도 없이 혈당치를 낮추려면 다른 선택이 없었습니다. 결국 저의 당뇨병 대책은 7초 스쿼트, 저녁식사 때 쌀밥 먹지 않기, 그리고 혈당 강하제였습니다.

7초 스쿼트의 효과는 3개월 만에 나타났습니다. 공복 시 혈당치가 117mg/dl로, 당화혈색소 수치는 6.4%로 개선되었습니다. 그리고 혈당치가 안정되고 나서 2개월 지난 다음부터는 약 복용도 중지했습니다. 그 후로 혈당치가 높아지는 일은 없었습니다. 7초 스쿼트의 효과는 그것뿐만이 아니었습니다. 오랫동안 저를 힘들게 했던 어깨결림도 해소되었습니다. 또한 7초 스쿼트를 한 날은 기분 좋게 숙면을 취할 수 있었습니다. 이뿐 아니라 하체 근력도 생겨나기 시작했습니다. 계단에서 미끄러지는 사고가 있었는데, 골절도 되지 않았고 열흘 정도 지나자 통증도 사라졌습니다. 근육은 70세가 넘어도 단련시키면 강해지는 것 같습니다.

7초 스쿼트는 몸을 움직일 수 있는 동안은 계속해서 하고 싶은 운동입니다.

◎7초 스쿼트 효과(3개월 후)

· 공복 시 혈당치 : 186mg/dl → 117mg/dl

· 당화혈색소 수치 : 7.9% → 6.4%

· 체중 : 63kg → 56kg

· 어깨결림 해소

· 하체 근력 향상

7초 스쿼트로 콜레스테롤 수치까지 기준치로 돌아왔습니다

다나카 아케미 씨(가명) 70세, 여성

저는 주 1~2회 걷기를 운동 습관으로 꾸준히 실천해왔는데, 정기 건강 검진에서 '질병이 의심되니 병원을 방문하여 의사에게 진료를 받으라'라는 결과가 나왔습니다. 공복 시 혈당치와 당화혈색소 수치, 그리고 LDL 콜레스테롤(저밀도 콜레스테롤, 나쁜 콜레스테롤이라고도 함 - 옮긴이) 수치가 높게 나온 것입니다. 건강 검진을 할 때 말고는 병원에 가는 일이 거의 없었던 저는, 약을 먹는 것에도 다소 부정적이었기 때문에 우사미 선생님께 상담을 받기로 했습니다.

처음 7초 스쿼트 동작을 보았을 때, 원래 무릎에 통증이 있던 제가 하기에는 어려울 것이라고 생각했습니다. 하지만 선생님께서 알려주시는 대로 천천히 동작을 따라하니, 통증이 느껴지지 않았습니다. 그래서 바로 다음 날부터 1주일에 2번씩 스쿼트를 하기 시작했습니다. 그러자 2개월 만에 놀랄 만한 성과가 나타났습니다. 바로 공복 시 혈당치와 당화혈색소 수치, 그리고 LDL 콜레스테롤 수치가 모두 기준치로 돌아온 것입니다. 선생님께서 알려주신 대로 염분과 탄수화물의 과다섭취에는 주의했지만, 그 외에 실천한 것은 오직 7초 스쿼트뿐인데 이런 결과가 나와 정말로 많이 놀랐습니다.

그 이후, 밤중에 화장실에 가는 횟수도 3번에서 1번으로 줄었습니다. 자는 동안에도 몇 번씩이나 화장실을 가기 위해 잠에서 깬 이유는 당뇨병 때문이었던 것 같습니다. 모두 스쿼트를 한 덕분이라고 생각합니다.

건강 검진에서 '질병이 의심되니 병원을 방문하여 의사에게 진료를 받으라'는 결과를 받았을 때, 바로 약에 의존하지 않고 7초 스쿼트와 식생활 개선을 통해 혈당치와 콜레스테롤 수치를 개선할 수 있게 된 것을 진심으로 감사하게 생각합니다.

◎7초 스쿼트 효과(2개월 후)

· **공복 시 혈당치 : 117mg/dl → 95mg/dl**

· **당화혈색소 수치 : 6.9% → 6.1%**

· **LDL 콜레스테롤 수치 : 149mg → 128mg/dl**

· **밤중에 화장실 가는 횟수 감소**

· **무릎 통증 경감**

당뇨병을 극복해 내장 지방형 체형에서 날씬한 체형으로

이케모토 유타카 씨(가명) 63세, 남성

건강 검진을 통해 생활습관병을 주의하라는 권고를 들었지만, 방치한 채로 3년이 지나 종합 건강 검진에서 결국 당뇨병 진단을 받았습니다. 그것도 단순 진단이 아닌 치료가 필요한 심각한 단계였습니다. 그 무렵 저는 겉으로 보기에도 '생활습관병' 그 자체였습니다. 배가 볼록 나오고, 해마다 바지와 셔츠가 껴서 안 맞을 정도로 살이 찌는 완벽한 대사증후군 상태였던 것입니다. 우사미 선생님을 만난 것은 바로 그 무렵이었습니다.

선생님께서 저에게 처음 하신 말씀은 "당뇨병은 약을 복용하지 않고 운동만으로도 극복할 수 있다"라는 것이었습니다. 당뇨병은 한번 발병하면 완치되는 병이 아니라 평생 함께 가야 하는 것이라고 알고 있었기 때문에, 선생님의 말씀을 바로 믿을 수는 없었습니다.

하지만 7초 스쿼트를 해보겠다고 결심한 것은 선생님께서 직접 실천하고 있는 운동 요법이었기 때문입니다. 뿐만 아니라 한번 약에 의존하기 시작하면 벗어나기 힘들 거라는 두려움도 있었습니다. 그 당시 저의 심경은 '지푸라기라도 잡고 싶은 마음'으로 시작했다고 표현하는 것이 맞을지도 모릅니다.

혼자서는 꾸준히 운동할 자신이 없어서 선생님이 주최하는 운동 교실에 참가하기로 했습니다. 결과적으로 옳은 선택이었습니다. 기분이 내킬 때만 가끔 산책하는 게 운동의 전부일 정도로 운동습관이 없었던 터라 처음에는 7초 스쿼트를 제대로 하는 것이 어려웠기 때문입니다.

천천히 하고 있다가도 갑자기 빨라지기도 하고, 무릎이 발끝보다 앞으로 튀어나오기도 하고, 몸이 앞으로 기울어지기도 했습니다. 잘못된 자세나 동작을 함께 운동하는 사람들이 지적해주면서 조금씩 바른 자세로 할 수 있게 되었습니다.

7초 스쿼트의 효과는 바로 나타났습니다. 1주일 정도 지났을 때, 목욕을 하고 거울을 보니 왠지 모르게 허리둘레가 줄어든 것 같은 느낌이 들었습니다. 체중을 재보니 1kg이 빠져있었습니다. 한 달 후의 검진에서도 모든 수치가 이전 건강 검진에서 검사했을 때보다 낮아졌습니다. 이 단계에서 저는 7초 스쿼트의 효과를 확신하게 되었고, 그 후에도 계속했습니다.

지금은 1주일에 3번 하는 7초 스쿼트가 습관이 되었습니다. 일요일과 금요일은 운동 교실에서, 수요일은 집에서 하고 있습니다. 물론 평소 식습관에도 신경을 기울이고 있습니다. 탄수화물의 섭취를 자제하고, 과식하지 않고 알맞게 먹고 있습니다. 늘 배가 부를 때까지 음식을 먹었던 저로서는 조절하는 것에 스트레스를 받을 때도 있지만 이제는 어느 정도 적응이 되었습니다.

덕분에 높았던 각종 수치들이 기준치로 안정된 것은 물론, 체형도 완전히 바뀌어서 옷 사이즈도 L에서 M으로 줄어들어 예전에 입던 옷도 입을 수 있게 되었습니다. 몸이 가벼워진 후로는 등산, 탁구, 배드민턴 같은 운동도 즐길 수 있게 되었습니다. '7초 스쿼트가 나를 살렸다'는 것이 저의 솔직한 대답입니다.

◎7초 스쿼트 효과(2개월 후)

· 공복 시 혈당치 : 142mg/dl → 110mg/dl

· 당화혈색소 수치 : 7.2% → 5.4%

· 체중 : 67.8kg → 60.7kg

· 체지방 : 23.1% → 17.7%

인슐린 주사 대신
7초 스쿼트를 하세요

오쿠보 신조 씨(가명) 83세, 남성

목에 심한 갈증을 느끼게 된 것은 2년 반 전입니다. 차를 연거 푸 몇 잔을 마셔도 목의 갈증이 해소되지 않았습니다. 다이어트를 하기 위해 운동을 시작한 것도 아니었고 음식의 메뉴나 양을 제한 하지도 않았는데도 체중이 급격하게 줄었습니다. 혹시 암에라도 걸린 건 아닐까 하는 생각에 병원을 찾아갔습니다.

의사로부터 들은 병명은 당뇨병이었습니다. 당화혈색소 수치 가 기준치를 훨씬 뛰어넘는 9.5%여서 혈당 강하제를 처방받았습 니다. 또한 "이 약을 복용해도 혈당치가 안정되지 않는 경우에는 인슐린 주사를 맞으셔야 합니다."라는 말도 들었습니다. 주사가 너무 싫었던 저는 어떻게든 인슐린 주사만은 피하고 싶었습니다.

가족들과 의논을 했더니 우사미 선생님을 추천하기에 선생님의 병원을 찾게 되었습니다. 평소에 의식하고 있지 않았는데, 대사 증후군에 하체 근육도 쇠약해져 있는 것을 보고 우사미 선생님께 서는 당뇨병의 안 좋은 징후로 보인다고 말씀하셨습니다.

처음 7초 스쿼트를 시작했을 때, 80세인 저에게는 조금 버거 운 운동이라고 느꼈습니다. 7초를 겨우 버티는 수준이었으니까

요. 7초 스쿼트 10회를 온전히 할 수 있게 된 것은 운동 교실에 다니고 한 달이 지난 후였습니다. 그리고 5개월 후, 반가운 검사결과를 받았습니다. 9.5%였던 당화혈색소 수치가 정상범위인 6.4%까지 내려간 것입니다. 이제 인슐린 주사를 맞을 필요도 없습니다. 뿐만 아니라 7초 스쿼트를 계속했더니 대사 증후군도 개선되어 하체에도 조금씩 살이 붙기 시작했습니다. 80세가 넘어도 근육은 단련이 되는 것 같습니다.

◎**7초 스쿼트 효과(2개월 후)**

· **공복 시 혈당치** : 406mg/dl → 91mg/dl

· **당화혈색소 수치** : 9.5% → 6.4%

· **체중** : 86kg → 83kg

7초 스쿼트 3개월 만에
혈당치 급개선

스도 교코 씨(가명) 53세, 여성

　우사미 선생님의 병원에 다니기 시작한 지 벌써 15년이 되었습니다. 처음 선생님께 진찰을 받게 된 것은 당뇨병이 아닌 고혈압 때문이었습니다. 혈압이 기준보다 조금 높았기 때문에 혈압 강하제를 처방받고 있었습니다. 그러던 제가 급히 선생님의 병원을 찾아간 것은 회사에서 실시한 건강 검진에서 혈당치의 이상이 발견되었기 때문입니다. 공복 시 혈당치가 374mg, 당화혈색소 수치가 10.7%로 나왔습니다. 모두 정상치를 훨씬 뛰어넘는 수치였습니다.

　우사미 선생님은 제 평소 생활 습관에 대해 들으시고 그것들이 당뇨병을 유발했을 것이라고 말씀하셨습니다. 저의 경우, 식사는 빵이나 면류 같은 당질(탄수화물) 중심이었고, 운동 습관은 거의 없었으며, 외출할 때도 대부분 차를 이용했습니다. 이렇게 운동도 하지 않으면서 당질을 과다섭취하면 혈당치가 오를 수밖에 없다는 것이었습니다.

　선생님께서는 우선 당질을 줄이고 고기, 생선, 달걀, 대두 식품을 섭취하라고 하셨습니다. 그리고 혈당치가 너무 높았기 때문에 혈당 강하제도 함께 처방받았습니다. 또 한 가지, 7초 스쿼트도 병행해야 한다고 말씀하셨습니다.

선생님으로부터 7초 스쿼트를 배우고, 운동 교실에 다니기 시작했습니다. 평소 몸을 움직이는 습관을 들이지 않았기 때문에 처음에는 적응하기가 쉽지 않았지만, 익숙해지자 몸을 움직이는 것이 즐거워졌습니다. 7초 스쿼트를 하는 것만으로도 건강해지는 느낌이 들었습니다.

결과부터 말하자면 3개월 후 검사 결과, 반가운 수치를 받았습니다. 공복 시 혈당치가 110mg/dl, 당화혈색소 수치가 6.3%로 급격히 개선되었습니다. 놀라운 성과에 선생님도 기뻐하셨습니다.

◎7초 스쿼트 효과(3개월 후)
· 공복 시 혈당치 : 374mg/dl → 110mg/dl
· 당화혈색소 수치 : 10.7% → 6.3%

좀처럼 내려가지 않던 수치가
시원하게 내려갔습니다

고메노 사다타카 씨(가명) 71세, 남성

저는 사실 우사미 선생님의 병원을 방문하기 전에 다른 병원에서 당뇨병 치료를 받고 있었습니다. 하지만 당화혈색소 수치가 좀처럼 정상으로 돌아오지 않았습니다. 그 당시의 치료는 혈당 강하제뿐이었습니다. 그때 저는 '이대로 가다가는 인슐린 주사도 맞아야 하고, 그래도 안 되면 투석도 하게 되겠구나'라는 최악의 시나리오를 떠올리게 되었습니다. 그래서 그런 상황까지는 절대로 가면 안 되겠다는 생각에 이곳저곳을 수소문한 결과, 우사미 선생님을 찾아가게 되었습니다.

우사미 선생님과 상담을 하자 "7초 스쿼트로 고칠 수 있습니다."라며 아주 시원한 답을 주셨습니다. 선생님을 믿고 7초 스쿼트를 하자 3개월 후에는 그렇게도 내려가지 않던 수치가 내려갔습니다. 그 후에도 안정된 수치를 보이고 있어서, 이제 조만간 약을 끊어볼까 생각하고 있습니다.

◎7초 스쿼트 효과(3개월 후)

· 당화혈색소 수치 : 6.4% → 6.0%

7초 스쿼트 하나로 증세가 좋아졌습니다

아베 유지 씨(가명) 39세, 남성

6.9%였던 당화혈색소 수치가 11.1%로 급상승한 것은 2년 전의 일입니다. 마침 고혈압 치료를 위해 우사미 선생님 병원에 다니고 있었기 때문에 바로 상담했더니, 만성적인 운동 부족으로 인한 근육의 쇠퇴를 원인으로 의심하셨습니다.

수치로만 판단했을 때는 입원이 필요한 수준이었습니다. 하지만 선생님께서는 30대라는 점, 인슐린 분비능력이 있다는 점 등을 이유로 7초 스쿼트만으로 고쳐보자고 하셨습니다. 저는 입원하기 싫었기 때문에 1주일에 2회씩 열심히 7초 스쿼트를 했습니다. 그러자 진료를 받기 위해 선생님의 병원을 찾을 때마다 당화혈색소 수치가 내려갔습니다. 스쿼트를 시작하고 5개월 뒤에는 5.4%에서 안정을 찾게 되었습니다. 선생님께 감사드립니다.

◎7초 스쿼트 효과(3개월 후)
· 당화혈색소 수치 : 11.1% → 5.4%

3개월 만에 당화혈색소 수치가
거의 기준치로 내려왔습니다

마스다 토모코 씨(가명) 63세, 여성

동일본대지진의 영향으로 채소 농사를 지을 수 없게 되면서, 공장에서 시간제 아르바이트를 시작한 지 몇 년 지났을 때의 일입니다. 건강 검진을 했는데 당뇨병 진단을 받았습니다. 당화혈색소 수치가 8.3%로 나온 것입니다. 즉시 치료를 받아야 한다고 해서 찾아간 곳이 우사미 선생님의 병원이었습니다.

선생님께서는 당뇨병의 원인이 공장에서 일하면서 몸을 움직일 일이 적어진 데다, 스트레스로 식사량이 늘어났기 때문이라고 하셨습니다. 곧바로 당질을 줄인 식사로 바꾸고 7초 스쿼트를 시작했더니 2개월 후에는 7%, 3개월 후에는 6.5%까지 당화혈색소 수치가 내려갔습니다. 약을 먹지 않고 증세를 개선할 수 있어서 참 다행이었다고 생각합니다.

◎7초 스쿼트 효과(5개월 후)

· 당화혈색소 수치 : 8.3% → 6.5%

혈당치 개선과 동시에 체중도 17kg이나 감량했습니다

니시다 다카후미 씨(가명) 44세, 남성

우사미 선생님의 클리닉을 처음 방문했을 때 저의 체중은 100kg 이었습니다. 게다가 당뇨병의 합병증 중 하나인 발기부전도 앓고 있었습니다. 그런데도 선생님께서는 "괜찮습니다. 나을 수 있어요."라고 말씀해주셨던 것이 기억납니다.

치료는 당질 제한을 통한 식이 요법과 혈당 강하제 복용, 그리고 7초 스쿼트를 주 2회 하는 운동 요법이었습니다. 효과는 곧바로 나타났습니다. 당화혈색소 수치는 매월 1~2%씩 낮아졌고, 4개월 후에는 6.8%까지 내려갔습니다. 그리고 체중은 17kg 줄어들어 83kg이 되었습니다. 머지않아 약을 끊을 수 있는 날이 오리라 기대하고 있습니다.

◎7초 스쿼트 효과(4개월 후)

· 당화혈색소 수치 : 11.8% → 6.8%

· 체중 : 100kg → 83kg

4장

오래 살고 싶다면
다이어트보다
근육 트레이닝을 하자!

평생 건강하게 움직일 수 있는 몸을 만드는 7초 스쿼트 건강법

7초 스쿼트는 당뇨병만 개선하는 것이 아니다. 건강하게 오래 살 수 있는 몸을 만드는 운동이기도 하다.

혹시 '노쇠frailty', '사르코페니아', '로코모티브 신드롬'이라는 말을 들어본 적이 있는가? 최근 대중매체에도 자주 등장하기 때문에 아마 들어본 적이 있는 사람도 있을 것이다. '노쇠'는 병명이 아니라 나이가 들면서 몸과 마음이 모두 쇠약해진 상태를 말한다. 노쇠해지면 병에 걸리기 쉽고 다치기 쉬우며 작은 스트레스도 견디기 어려워지는 등, 누군가의 돌봄이 필요한 생활로 이어지기 쉽다.

사르코페니아란 나이가 들면서 근육이 현저하게 쇠약해진 상태를 말하며, 로코모티브 신드롬이란 근력이 떨어지고 관절이 약해지며 균형 감각이 떨어져 운동 기능이 저하된 상태를 말한다.

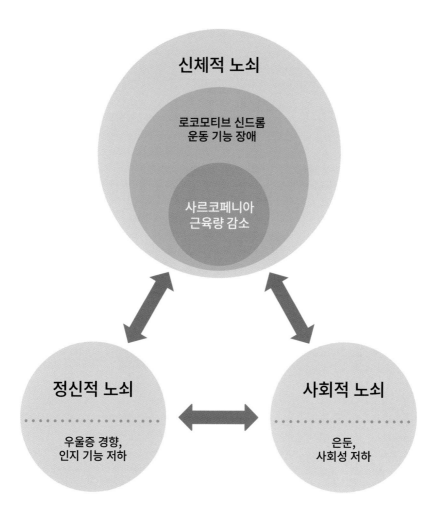

노쇠와 사르코페니아,
로코모티브 신드롬

신체적 노쇠

로코모티브 신드롬
운동 기능 장애

사르코페니아
근육량 감소

정신적 노쇠

우울증 경향,
인지 기능 저하

사회적 노쇠

은둔,
사회성 저하

노쇠와의 차이점은 사르코페니아와 로코모티브 신드롬은 신체 기능에 한정되어 있다는 것이다. 하지만 사르코페니아와 로코모티브 신드롬은 노쇠로 이어질 위험이 높다. 왜냐하면 근력과 운동 기능이 쇠약해져 운동량이 줄면 사회와의 접점이 줄어들어 심리 상태가 불안해지기 때문이다. 또한 활동량이 줄어 식사량이 줄고 만성적인 저영양 상태에 빠지면 몸이 병에 취약해진다.

근육량을 유지하는 7초 스쿼트는 사르코페니아와 로코모티브 신드롬을 예방한다. 즉 평생 건강하게 움직일 수 있는 몸을 만드는 트레이닝인 것이다.

건강하게 오래 살고 싶다면
지방을 줄이기보다는 근육을 단련시키자

근육량의 감소와 비만은 사망위험을 높인다.

한 조사에 따르면 근육은 40~80세까지 남성이 10.8%, 여성이 6.4% 감소하며, 내장 지방은 남성이 42.9%, 여성이 65.3%나 증가한다고 한다. 또한 〈랜싯Lancet〉이라는 의학 잡지에 실린 약 400만 명을 대상으로 한 대규모 조사에 따르면, 과도한 비만은 사망률을 171%나 높인다고 한다.

다음 페이지의 표는 근육량과 지방량의 행렬을 나타내고 있다. 이 행렬에서 가장 사망률이 낮은 것은 근육량이 많고 지방량이 적은 구간(표에서 D)이다. 반대로 가장 사망률이 높아지는 것은 근육량이 적고 지방량이 많은 구역(표에서 A)이다.

이 그림을 통해 알 수 있는 것은 건강하게 오래 살고 싶다면 근육량을 늘리는 근육 트레이닝과 지방을 줄이는 다이어트가 필요하다는 것이다.

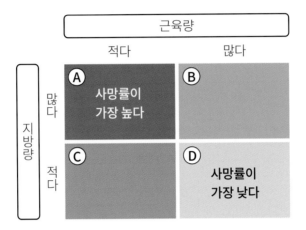

하지만 아무리 오래 살기 위함이라고는 해도, 근육 트레이닝과 다이어트를 모두 시작하는 것은 쉬운 일이 아니다. 하물며 운동하는 습관이 없는 사람이나 고령자들은 2가지 모두 해야 한다는 사실을 듣는 것만으로도 포기하고 싶어질 수도 있다.

다음의 비교를 생각해보자. 근육량과 지방량이 모두 많은 그룹과 근육량과 지방량이 모두 적은 그룹 중에 사망률이 낮은 것은 어느 쪽일까?

영국에서 약 40만 명을 대상으로 실시한 조사에 따르면, 사망률

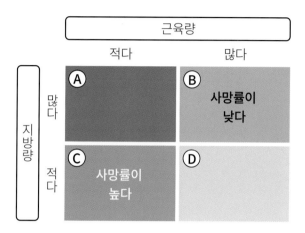

근육, 지방이 모두 많은 쪽이 근육과
지방이 모두 적은 쪽보다 사망률이 낮다

근육량

적다　　　　　　　많다

지방량

많다

A　　　　　　B
사망률이
낮다

적다

C　　　　　　D
사망률이
높다

이 낮았던 것은 근육량과 지방량이 모두 많은 그룹이었다. 즉 어느
한쪽을 선택해야 한다면 다이어트보다는 근육 트레이닝을 선택해야
한다는 것이다. 건강하게 오래 살고 싶다면 지방을 줄이기보다는 근
육을 단련시키는 것이 우선이다.

7초 스쿼트는 당과 지방에 동시에 작용하여 비만을 해소한다

7초 스쿼트는 비만 해소에도 효과가 있다. 살이 찌는 이유는 섭취한 에너지보다 소비하는 에너지가 적기 때문이다. 세상에는 여러 가지 다이어트법이 있는데, 이들을 분류해보면 섭취하는 에너지를 줄이거나 소비하는 에너지를 줄이거나 둘 중 하나다. 전자의 대표는 당질 제한과 칼로리 제한이며, 후자는 아마 유산소 운동일 것이다.

7초 스쿼트는 후자에 속하는데, 소비하는 에너지를 늘리는 방법이다. 당질을 소비하는 최대 기관은 근육으로, 나이가 들고 운동이 부족해지면서 근육이 줄면 그만큼 소비하는 에너지는 줄어든다. 근육량을 유지할 수 있는 7초 스쿼트가 습관이 되면 소비하는 에너지를 유지할 수 있기 때문에, 식사량을 조금만 줄여도 날씬해진다.

유산소 운동은 다이어트에는 '양날의 검'이다. '날씬해지고 싶다면 걸어라.'라는 말이 있을 정도로, 유산소 운동이 지방을 연소하는 것은 사실이다. 운동하는 에너지를 만들기 위해 체내에 축적되어 있던 지방을 태우기 때문이다. 하지만 유산소 운동을 계속하면 계속할수록 살찌기 쉬운 몸을 만드는 결과를 낳기도 한다.

인간이 농경 생활이 아닌 수렵 생활을 하던 시절에는 최소한의 에너지로 움직일 수 있는 몸이 이상적이었다. 그날 사용하지 않은 에너지 공급원은 몸속에 축적해두었던 것이다. 남은 포도당을 지방으로 체내에 저장하는 구조는 그 당시에 생긴 것으로 알려져 있다.

적은 에너지로 움직일 수 있는 몸이란, 몸 구석구석까지 신경을 단련시켜 에너지를 낭비하지 않는 몸이다. 유산소 운동을 통해 만들어지는 몸이 바로 그런 몸이다. 하면 할수록 에너지를 쓰지 않는 몸을 만들게 되는 것이다.

사람의 몸을 자동차에 비유해보면 쉽게 이해할 수 있다. 유산소 운동으로 만드는 몸은 에너지 절약형 자동차이며, 근육 트레이닝과 같은 무산소 운동으로 만드는 몸은 1,000cc 정도의 배기량을 가진 소형차를 3,000cc를 넘는 스포츠카로 바꾸는 것과 같다.

체지방은 자동차로 말하면 휘발유에 해당한다. 같은 용량의 휘발유를 소비한다고 했을 때, 에너지 절약형 자동차는 달리는 일에만 휘발유를 소비한다. 반대로 스포츠카는 주행 중에는 물론 잠시 정차 중일 때도 계속해서 휘발유를 소비한다. 사람으로 비유하자면 아무것도 하지 않고 빈둥빈둥 있어도 체지방이 계속 줄어드는 것과 같다.

둘 중 어느 쪽이 살이 잘 찌지 않을지 생각해보라. 정답은 스포츠카다. 이와 반대로 에너지 절약형은 성능이 좋아지면 좋아질수록 같은 에너지를 섭취했을 때 더 쉽게 살이 찌는 것이다. 줄곧 달리기만 하면 휘발유가 줄어들기는 하지만 몇 시간씩이나 유산소 운동을 계속하는 것은 현실적으로 무리가 있다. 고령자나 쉽게 살이 찌는 체질인 사람에게는 더더욱 힘들 것이다.

근육단련으로 뼈의 노화를 막아 골절·낙상 방지하자

7초 스쿼트는 나이가 들면서 거동이 불편해지는 문제를 예방하는 데도 효과가 있다. 앞에서 이야기한 사르코페니아나 로코모티브 신드롬이 있을 때 요양 보호가 필요해지는 이유는, 근육과 운동 기능이 저하되면 골절·낙상의 위험이 높아지기 때문이다.

요양 보호가 필요해지는 원인으로는 1위가 뇌졸중, 2위가 치매, 3위가 고령에 의한 쇠약, 그리고 4위가 낙상에 의한 골절이다. 고령자의 낙상이 가장 많이 발생하는 장소는 집 안이다. 아주 작은 단차가 있는 곳에 발이 걸려 넘어지거나, 균형을 잃었을 때 근육과 운동 기능이 떨어져 있으면 낙상 사고가 발생한다. 건강한 사람들은 상상하기 어렵겠지만 정말로 쉽게 골절이 일어날 수 있다.

고령자의 골절과 낙상이 무서운 이유는 어느 날 갑자기 입원해서 그대로 거동을 못 하는 일이 생길 수 있기 때문이다. 고령자가 낙상으로 쉽게 골절되는 이유 중의 하나는 뼈가 노화했기 때문이다. 뼈도 근육과 마찬가지로 나이가 들면 쇠퇴한다. 특히 여성의 경우, 폐경이 되면서 여성 호르몬의 분비량이 감소하면 노화 속도도 빨라진다. 뼈가 약해지는 골다공증이 여성의 질환이라고 불리는 이유이다.

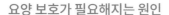

요양 보호가 필요해지는 원인

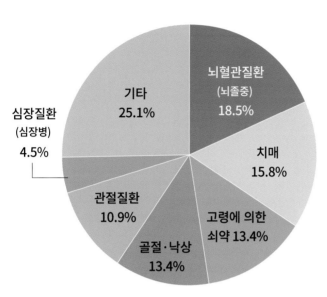

뇌혈관질환
(뇌졸중)
18.5%

기타
25.1%

심장질환
(심장병)
4.5%

치매
15.8%

관절질환
10.9%

고령에 의한
쇠약 13.4%

골절·낙상
13.4%

※출처: 일본 후생 노동성 〈2013년 국민생활기초조사〉.

    뼈의 노화를 막기 위해서라도 근육을 유지하는 것은 대단히 중요하다. 건강한 뼈를 유지하려면 뼈에 자극을 주어야 하며, 이를 위해서는 운동할 수 있을 만큼의 근육을 유지해야 한다. 평소보다 조금 더 많이 걷고, 가볍게 뛰고, 계단을 오르내리는 것만으로도 튼튼한 뼈를 유지할 수 있다.

    거동이 불편한 생활을 피하려면 근육을 단련시켜서 움직일 수 있는 몸을 유지해야 한다. 7초 스쿼트는 딱 주 2회만 하면 된다. 그것만으로도 골절과 낙상을 예방할 수 있다.

몸을 움직이면 뇌를 자극하므로
인지 기능의 저하를 방지한다

움직일 수 있는 몸을 유지하는 것은 치매 예방에도 도움을 준다. 일본 전 국민의 약 4분의 1은 65세 이상이다. 100세 이상은 무려 7만 명을 넘는다고 한다. 100세 시대는 이제 현실이 되었다(한국의 65세 이상 고령 인구는 775만 명으로 전체 인구 대비 15.5%다 – 옮긴이).

고령사회와 떼려야 뗄 수 없는 것이 치매다. 2017년도《고령백서》에 따르면 2025년에는 5명 중 1명이 치매 환자가 될 것으로 예측한다. 7초 스쿼트는 치매를 예방하는 데도 도움을 주는 운동이다.

치매의 원인이 아직 명확하게 밝혀지지는 않았지만, 드러난 원인 중 하나는 운동 기능이 쇠퇴하여 행동 범위가 좁아지기 때문이라고 한다. 몸을 움직일 일이 적어지고 사람과 말할 기회도 없어져 뇌에 주는 자극이 줄어들기 때문일 거라는 의견도 있다. 최근에는 운동을 통한 인지 기능 향상에 관한 활발한 연구가 진행되고 있는데, 쓰쿠바 대학의 연구에 따르면 걷기 운동과 같은 중강도 운동을 10분간 하는 것만으로도 뇌의 인지 기능을 높일 수 있다고 한다.

치매 예방을 위한 운동 프로그램의 주축은 유산소 운동이다. 중요한 것은 평생 걸을 수 있는 몸을 유지하려면 걸을 수 있을 만큼의 근육이 필요하다는 것이다. 만일 근육이 쇠퇴해서 걸을 수 없는 상태라면 7초 스쿼트로 걸을 수 있을 만큼의 근육을 되찾도록 하자.

뇌졸중과 심근경색으로 이어지는 동맥경화를 예방한다

혈당치가 높은 상태가 지속되면 포도당이 혈관을 손상시켜 동맥경화가 진행된다. 최악의 경우, 심근경색이나 뇌졸중 등을 유발하는 원인이 될 수 있다. 고혈당을 개선하는 7초 스쿼트는 동맥경화의 예방에도 효과가 있다.

또한 7초 스쿼트를 하면 근육에서 분비되는 마이오킨myokine(근육에서 생성되는 물질로 회춘 호르몬이라고도 불리며 운동의 중요성을 푸는 열쇠로도 화제가 되고 있다 – 옮긴이)이라는 호르몬의 효과도 기대할 수 있다. 마이오킨은 근육에서 분비되는 호르몬의 총칭으로 20종 이상 있다고 알려져 있다. 건강에 정확하게 어떤 효과가 있는지 밝혀진 것은 아니지만, 동맥경화를 억제하거나 지방 분해를 촉진하고 면역력을 높이는 효과가 있다는 것은 밝혀졌다.

또한 마이오킨에는 항상 분비되는 유형과 근육을 움직이면 분비되는 유형이 있는데, 분비량을 늘리려면 근육량이 많은 하체 근육을 단련시켜야 한다고 한다.

7초 스쿼트는 바로 마이오킨의 분비량을 늘리는 트레이닝이기도 하다.

고혈당 상태가 지속되면 몸에 좋을 것은 하나도 없다. 비만 체형으로 바뀌고, 생활습관병과 여타 치명적인 병의 원인이 된다. 그런 상태를 개선하는 것이 주 2회 실시하는 7초 스쿼트이다. 게다가 7초 스쿼트에는 혈당치를 낮춰 안정시키는 것뿐만 아니라 평생 건강하게 움직일 수 있는 몸을 유지하는 효과도 있다.

당뇨병 진단을 받았다고 절대 포기하지 말기 바란다. 혈당치와 관련된 수치가 기준치를 넘었다고 두려워하지 말기 바란다. 당신의 혈당치는 7초 스쿼트로 쑥쑥 내려갈 것이다.

에필로그

 내가 근육 트레이닝을 알게 된 것은 의사가 되고 얼마 지나지 않았을 때로, 의국에 들어가 의대 재학시절 6년간 계속해왔던 배드민턴을 칠 수 없게 되었기 때문이다. 시간도 부족하고 함께 할 상대도 없었다. 계속 통근을 했으므로, 배드민턴을 칠 수 없게 되면서 스트레스를 많이 받았다. 어떻게든 몸을 움직이고 싶다는 생각에 다니기 시작한 곳이 근처의 헬스장이었다. 근력 트레이닝을 시작한 것은 흥미가 있어서라기보다는 우연히 그 체육관에 보디빌더가 많았기 때문이었는데, 그곳에서 트레이닝을 통해 근육이 생기는 즐거움을 알게 되었다. 여담이지만, 근육 트레이닝을 시작하고 5년 후에는 보디빌더 대회에도 참가했다. 당뇨병을 위한 운동법으로써 스쿼트를 도입하게 된 것은 근육 트레이닝에 대해 지식이 있었던 것도 큰 역할을 한 것 같다고 생각한다.

 그러나 지식과는 별개로 7초 스쿼트가 완성되기까지는 시행착오의 연속이었다. 운동 습관이 없는 사람과 운동을 잘 못 하는 사람들에게는 아무리 치료라고는 하지만 운동을 시작하는 것 자체가 큰 장벽이었기 때문이다. 간단히 할 수 있는 운동, 안전하게 할 수 있는 운동, 지속할 수 있는 운동, 이 세 가지를 염두에 두고 먼저 생각한 것은 '그렇다면 어디를 단련시켜야 할까?'였다.

 큰 근육을 단련시키는 편이 효과적일 것이라는 생각에 다다르자,

넓적다리, 가슴, 등에 있는 근육을 떠올렸다. 하지만 단련시키는 부위가 세 군데나 되면 환자들이 싫어할 것이고 아마 하려고도 하지 않을 거라는 생각이 들었다. 그래서 스스로의 체중을 부하로 삼아 운동할 수 있는 부위인 넓적다리와 가슴으로 범위를 좁히고, 동작은 누구나 따라 할 수 있다는 이유에서 스쿼트와 푸시업으로 결정했다. 그리고도 완전히 완성될 때까지 15년이 걸렸다. 섰을 때 다리를 어느 정도 넓게 벌려야 할까를 놓고도 오랫동안 고민했다. 7초 스쿼트가 일반 스쿼트보다 발을 넓게 벌리는 이유는 무릎에 부담을 주지 않고 최대 효과를 얻기 위해서는 발을 넓게 벌릴 수밖에 없기 때문이다.

또한 팔을 앞으로 내밀고 동작을 하는 것은 그렇게 해야 균형 유지가 쉽기 때문이다. 일반적으로 스쿼트를 할 때 손을 머리에 두거나 무릎 위에 올려놓고 하는 경우도 있지만, 균형을 잃고 넘어지는 일을 방지하려면 팔을 앞으로 내미는 것이 최선이라고 생각했다. 호흡을 멈추지 않기 위해 소리를 내면서 동작을 하거나, 5초 동안 허리를 낮추는 것 등은 모두 내가 고치고 보완한 후의 운동법이다.

7초 스쿼트의 성과를 가장 잘 알 수 있는 것은 아마 내 병원의 운동 교실일 것이다. 20년을 계속해오면서 점점 참가자가 늘어나고 있는 것은 안전하게 계속할 수 있는 동작이라는 점, 그리고 참가자

가 효과를 확인할 수 있었기 때문이라고 생각한다. 7초 스쿼트는 주
2회 저녁에 실시하고 있는데, 참가자들은 운동을 시작하기 30분 전
에 이미 모여서 운동을 준비하고 있다. 운동하러 오신 분들 모두 밝
게 미소를 띠고 있는 것은 물론이다. 이 책을 읽으시는 독자 여러분
께도 그 미소를 전달할 수 있으면 좋겠다.

추신: 코로나19로 인한 전대미문의 위기를 맞이하여

코로나19는 당뇨병을 앓고 있는 경우에는 중증으로 발전하기 쉽다고
한다. 집에서 할 수 있는 7초 스쿼트라면 몇 주만 꾸준히 실천해도
혈당치를 안정시킬 수 있다. 길어진 거리 두기 생활에 지친 분, 당뇨
병을 앓고 있거나 혈당치가 걱정되는 분에게 7초 스쿼트가 조금이라
도 도움이 되면 좋겠다.

혈당이 쑥 내려가는 7초 스쿼트

2020년 10월 28일 초판 1쇄 | 2024년 12월 31일 4쇄 발행

지은이 우사미 게이지 **옮긴이** 김민정
펴낸이 이원주

기획개발실 강소라, 김유경, 강동욱, 박인애, 류지혜, 이채은, 조아라, 최연서, 고정용
마케팅실 양근모, 권금숙, 양봉호, 이도경 **온라인홍보팀** 신하은, 현나래, 최혜빈
디자인실 진미나, 윤민지, 정은예 **디지털콘텐츠팀** 최은정 **해외기획팀** 우정민, 배혜림, 정혜인
경영지원실 강신우, 김현우, 이윤재 **제작팀** 이진영
펴낸곳 쌤앤파커스 **출판신고** 2006년 9월 25일 제406-2006-000210호
주소 서울시 마포구 월드컵북로 396 누리꿈스퀘어 비즈니스타워 18층
전화 02-6712-9800 **팩스** 02-6712-9810 **이메일** info@smpk.kr

ⓒ 우사미 게이지 (저작권자와 맺은 특약에 따라 검인을 생략합니다)
ISBN 979-11-6534-243-2(03510)

쌤앤파커스(Sam&Parkers)는 독자 여러분의 책에 관한 아이디어와 원고 투고를 설레는 마음으로 기다리
고 있습니다. 책으로 엮기를 원하는 아이디어가 있으신 분은 이메일 book@smpk.kr로 간단한 개요와 취
지, 연락처 등을 보내주세요. 머뭇거리지 말고 문을 두드리세요. 길이 열립니다.